40周
孕产妈妈
营养大百科

李 宁 —— 编著

北京协和医院营养科主管营养师

全国百佳图书出版单位

中国中医药出版社

·北 京·

图书在版编目（CIP）数据

40 周孕产妈妈营养大百科 / 李宁编著 .—北京：
中国中医药出版社，2023.10
ISBN 978 - 7 - 5132 - 8335 - 9

Ⅰ . ① 4… Ⅱ . ① 李… Ⅲ . ① 孕妇 - 营养卫生 - 基本
知识②产妇 - 营养卫生 - 基本知识 Ⅳ . ① R153.1

中国国家版本馆 CIP 数据核字 (2023) 第 146727 号

中国中医药出版社出版

北京经济技术开发区科创十三街 31 号院二区 8 号楼
邮政编码 100176
传真 010-64405721
河北品睿印刷有限公司印刷
各地新华书店经销

开本 889×1194 1/24 印张 12 字数 329 千字
2023 年 10 月第 1 版 2023 年 10 月第 1 次印刷
书号 ISBN 978 - 7 - 5132- 8335 - 9

定价 59.80 元
网址 www.cptcm.com

服务热线 010-64405510
购书热线 010-89535836
维权打假 010-64405753

微信服务号 zgzyycbs
微商城网址 https://kdt.im/LIdUGr
官方微博 http://e.weibo.com/cptcm
天猫旗舰店网址 https://zgzyycbs.tmall.com

如有印装质量问题请与本社出版部联系（010-64405510）

前言

你是否准备孕育一个新的生命？你是否决定让自己的血脉在这天地间延续下去？如果你已经决定了，那么接下来将近一年的时间将是一个漫长而又辛苦的过程，你需要为这一过程做好充分的准备，为你的宝宝提供最好的营养。

要知道，在怀孕期间，孕妈妈不但要让自己得到全面的营养补充，还要为胎儿提供充足而全面的营养。而如果在孕期胎儿得不到足够营养的话，不但有可能会造成出生缺陷，还会增加孩子成年后肥胖症、糖尿病、心血管疾病等慢性疾病的发病率。可见，孕期营养对宝宝未来的健康起到至关重要的作用。

那么，究竟怎么吃才能更科学、更营养呢？很多孕妈妈在心里打了几个问号。

为了解决孕妈妈们的疑问，我编写了这本书，为孕妈妈提供更科学合理的饮食方案并进行孕产全程营养指导，提醒孕妈妈根据自身的生理变化及胎宝宝的生长需要及时、全面、均衡地摄取营养，同时还列举了一日参考食谱和各式各样好吃又好做的营养美味食谱，帮助孕妈妈为胎宝宝的顺利降生和健康成长搭建一个营养储备库。此外，针对孕产期容易出现的一些不适症状或身体变化，比如孕吐、便秘、水肿、妊娠纹、产后虚弱等，亦有相应的食疗方案。

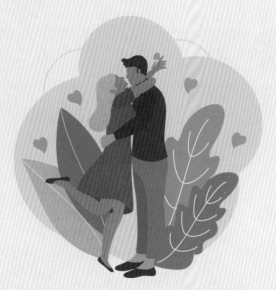

在这里，我祝愿所有孕妈妈都能愉快、顺利地度过孕产期，愿小宝宝们都聪明、健康、可爱！

孕 1 月 〉

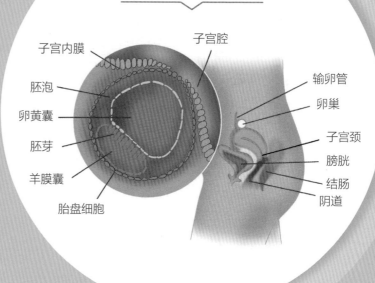

已经是两周的胚胎了，
刚刚种在母体子宫内膜上，
超声波还不能发现胚胎。

子宫内膜
子宫腔
胚泡
卵黄囊
胚芽
羊膜囊
胎盘细胞

输卵管
卵巢
子宫颈
膀胱
结肠
阴道

鱼类，特别是海产鱼，富含磷脂、氨基酸及各种微量元素，能促进胎宝宝脑部的发育，使胎宝宝更加聪明。

玉米富含蛋白质、脂肪、糖类、膳食纤维、维生素和微量元素，特别是膳食纤维，能有效消除便秘，有利于肠道的健康。

螃蟹性寒凉，有活血祛瘀的作用，容易使子宫收缩，从而引发流产，特别是蟹爪的收缩子宫作用更为明显。

油条在制作过程中需要加入一定量的明矾，而明矾中的铝对胎宝宝的大脑有很大的损害作用，会增加宝宝智力低下的发生率。

孕 2 月 〉

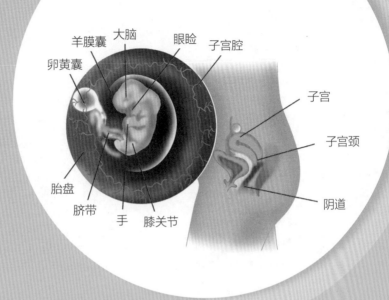

孕2月的胎宝宝，超声下可以见到原始心管搏动了，脑部的一部分神经细胞发生分化，其他内脏也在慢慢形成。

羊膜囊　大脑　眼睑　子宫腔

卵黄囊

子宫

子宫颈

胎盘

脐带　手　膝关节

阴道

牛奶含有丰富的钙和蛋白质，能够为孕妈妈提供充足的营养，而且能够促进肠胃蠕动，保证孕妈妈肠胃健康。

鸡蛋中的营养成分非常全面，而这个月是胎宝宝各器官开始形成的时候，因此需要的营养素很多，鸡蛋正好可以为胎宝宝提供所需的各种营养素。

发芽土豆会产生一种叫茄碱的毒素，这种毒素对孕妈妈和胎宝宝的危害十分大。

桂圆性温，而孕妈妈多阴血偏虚，吃了之后容易导致胎热，从而出现阴道出血、腹痛、便秘、口干、流产等状况。

孕 3 月 >

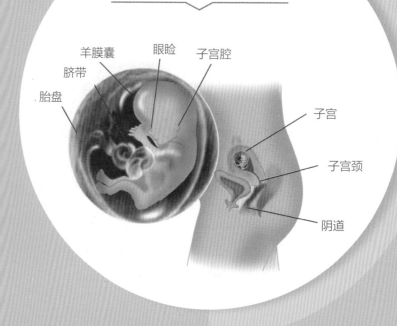

胎宝宝已经初具人形，手指和脚趾完全分开，可以在子宫里踢腿、舒展身体，还学会了打哈欠。

胎盘
脐带
羊膜囊
眼睑
子宫腔
子宫
子宫颈
阴道

核桃 含丰富的蛋白质和不饱和脂肪酸，以及较多的磷、钙和各类维生素。孕妈妈多吃核桃能强健身体，并让胎宝宝更聪明。

香蕉 能很快地提供热量，帮助孕妇克服疲劳，还能缓解孕吐。

马齿苋 性寒凉而滑利，对子宫有明显的兴奋作用，增多子宫的收缩次数，增强收缩强度，很容易造成流产。

薯片 含有较多油脂和盐分，会导致妊娠期体重增长过快。

孕 **4** 月

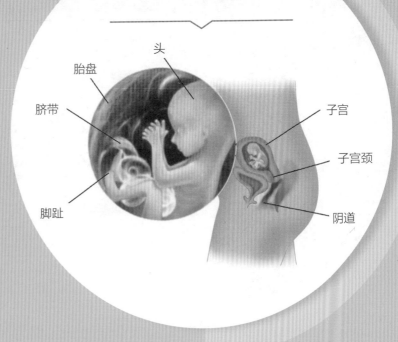

胎宝宝重要的身体器官已经形成，功能也在不断地完善。

头

胎盘

脐带

脚趾

子宫

子宫颈

阴道

虾 中的磷、钾、钠、钙等矿物质，以及蛋白质、维生素的含量很高，孕妈妈在孕期多吃虾有助于防治孕期疾病，同时也是孕期补钙的重要方法。

油菜 能够消肿、疏通血管、加速血液循环，促进胎宝宝骨骼发育，对孕妈妈的水肿、腹痛有辅助疗效。

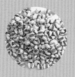

薏米 对子宫平滑肌有兴奋作用，可促使子宫收缩，因而有诱发流产的可能。

山楂 对子宫有兴奋作用，孕妇过食可使子宫收缩，有导致流产的可能，故要少吃。

孕 5 月 ›

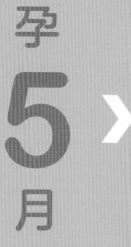

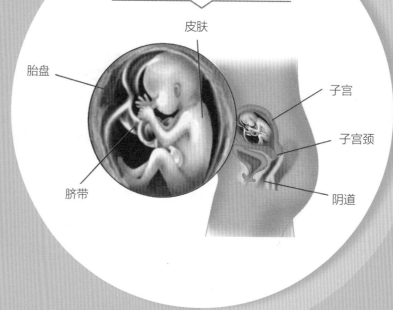

胎宝宝的听觉器官进一步发育，孕妈妈的下腹部隆起。孕18周左右孕妈妈可以感受到胎动了。

皮肤

胎盘

子宫

子宫颈

脐带

阴道

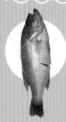

鲈鱼 是适合孕妇和产妇吃的鱼类，因为它是一种既补身又不会造成营养过剩而导致肥胖的食物，还是健体补血、健脾益气的佳品。

杏仁 有降气、止咳、平喘、润肠通便的功效，对于预防孕期便秘很有好处。

奶油 脂肪含量高，尤其是人造奶油，食用过多会造成孕妈妈热量过剩，体重超标，且人造奶油中含有反式脂肪酸，对孕妈妈及胎宝宝的健康不利。

巧克力 食用过多会使孕妇产生饱腹感，从而影响食欲，其结果是身体发胖，而必需的营养素却缺乏。

孕 **6** 月

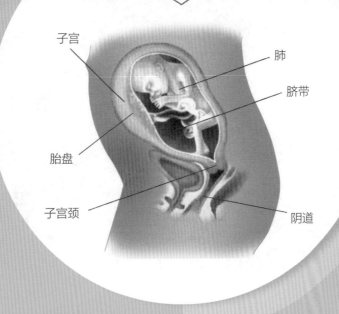

大脑细胞迅速增殖，肺部的血管开始发育，消化系统开始工作了。子宫已达脐部，一眼就能看出怀孕了。

子宫

肺

脐带

胎盘

子宫颈

阴道

牛肉 不仅可以预防缺铁性贫血，而且能够增强孕妈妈的免疫力。

大白菜 富含膳食纤维，能够帮助排出人体内的毒素，促进新陈代谢，对孕妈妈和胎宝宝都有好处。

味精 的主要成分是谷氨酸钠，它能和血液中的锌结合，并将锌从尿中排出，味精摄入过多会消耗大量的锌，导致孕妇体内缺锌。

咖啡 中含有咖啡因，有兴奋神经的作用，会引起孕妈妈心悸及影响睡眠。

孕 7 月

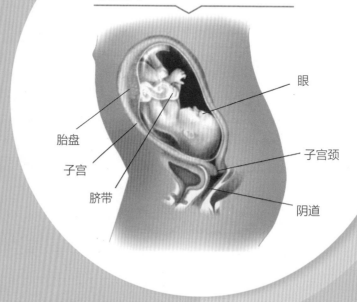

胎宝宝的身体继续生长，孕妈妈应该开始进行呼吸运动的练习了。孕妈妈在抚摸腹部时，胎宝宝会做出反应了。

眼

胎盘

子宫颈

子宫

脐带

阴道

火龙果 含有植物性白蛋白、花青素、丰富的维生素和水溶性膳食纤维，对孕妈妈重金属中毒有解毒的功效。

葵花子 富含不饱和脂肪酸，能够降低体内胆固醇水平，缓解孕妈妈高血压病情。

花椒 为热性香料，具有刺激性，容易造成肠道干燥，引起便秘。

辣椒 属辛辣食物，孕妈妈吃得太多会刺激肠胃，特别严重时还可能导致流产、早产。

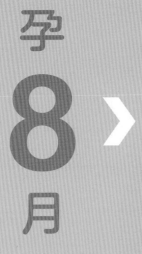

孕 8 月

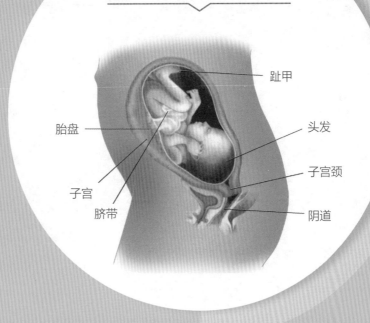

肚子更大了。胎宝宝会对光线做出反应了，肺部与消化器官几乎都已经形成，孕妈妈可以记录胎动了。

趾甲

头发

子宫颈

阴道

胎盘

子宫

脐带

葡萄中的葡萄籽可以提高免疫力，帮助孕妈妈少生病。

番茄中富含维生素C，不但能够美白皮肤，还能淡化妊娠斑。

茶中含有大量的鞣酸，与铁结合后很难被吸收，孕妈妈若过多地饮用浓茶，可能引起缺铁性贫血。

酒精通过胎盘进入宝宝体内易造成流产或早产，还会造成胎宝宝出生缺陷。

孕 9 月 〉

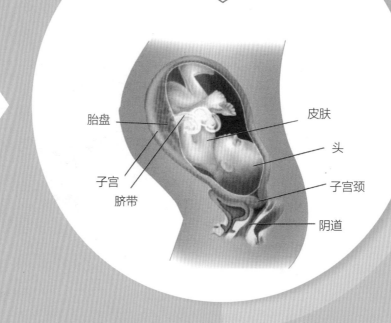

胎宝宝头部的骨骼变得坚硬，手指甲和趾甲不断生长，皮下脂肪逐渐增多。

胎盘

子宫

脐带

皮肤

头

子宫颈

阴道

板栗 可健脾补肾、提高免疫力、促进胎儿发育，还能帮助孕妈妈消除水肿、缓和情绪。

糙米 能治疗便秘，净化血液，因而有强化体质的作用。

罐头食品 在制作过程中都会加入一定量的添加剂，如人工合成色素、香精、防腐剂等。尽管这些添加剂对健康成人影响不大，但孕妇食入过多则对健康不利。

麦芽 在孕期不可多吃，因为根据中医理论，它有一定的催生落胎作用。

孕 10 月 >

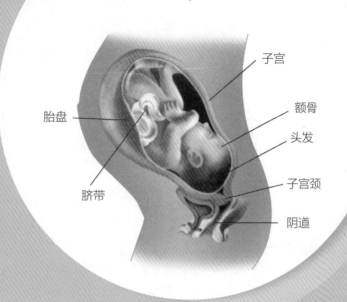

胎宝宝所有的身体器官都已经发育完成，做好出生的准备了。

子宫

额骨

头发

子宫颈

阴道

胎盘

脐带

莴笋中的维生素种类丰富，能给孕妈妈和胎儿提供很好的营养素，既有助于孕妈妈充分吸收各种营养物质，又能促进胎儿骨骼、大脑和皮肤的发育。

菜花能增强肝脏的解毒能力及提高机体的免疫力，可预防感冒，防治坏血病等。

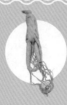

人参在此时食用容易引起气盛阴耗，加重水肿和高血压等。

糖类在人体内的代谢会消耗大量的钙，孕期如果缺钙，会影响胎儿牙齿、骨骼的发育。

目录
CONTENTS

第一章　备孕男女这样吃，精强卵肥早受孕

第二章　40周营养打造健康聪明的宝宝

第三章 产后吃对营养，奶水足、恢复快

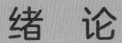

绪　论

怀孕后的生理变化

　　怀孕以后的孕妈妈，身体各系统会出现一连串的生理变化，这是为适应妊娠期间胎儿生长发育的需要而产生的。

项目	变化
血液	血容量随孕期进展逐渐增加；红细胞和血红蛋白的量增加，至分娩时达最大值；血容量和红细胞数量增加程度不一致，血液相对稀释，出现生理性贫血
内分泌功能	母体卵巢及胎盘激素分泌增加；孕期甲状腺激素水平升高；胰岛素分泌增多，使孕期空腹血糖值稍低于非孕期
消化功能	容易出现饱胀感及便秘；食物在肠道内滞留，一些营养素，如钙、铁、维生素B_{12}及叶酸等，在肠道内的吸收量增加；贲门括约肌松弛，胃内容物可逆流进食管下部，引起反酸等早孕反应，使孕期消化酶分泌减少，容易出现消化不良
肾功能	肾血浆流量及肾小球滤过率增加，尿中葡萄糖排出量可增加，尤其在餐后15分钟可出现尿糖。尿糖增高与血糖浓度无关，应与糖尿病相鉴别
体重	体重增长，胎儿、胎盘、羊水、增加的血容量、增大的乳腺和子宫导致的体重增加被称为必要性体重增加

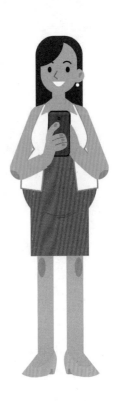

认识"BMI"(身体质量指数)

　　BMI,即身体质量指数(body mass index),是目前国际上常用的衡量人体胖瘦程度及是否健康的标准,是通过一个人的身高和体重的比例来估算标准体重的一种方法。亚洲成年人的BMI理想指标是18.5～23.9。

BMI计算公式

BMI =体重(千克)÷身高的平方(米²)

实际体重(千克)÷身高的平方(米²)= _____ ÷ (_____)² = _____ 。

举例说明:

王女士,身高1.6米,孕前体重为45千克。

BMI=45千克/(1.6米×1.6米) ≈ 17.6。

哪里增加了孕妈妈的体重

孕期子宫的肌层迅速增厚,会让孕妈妈增重	约0.9千克
孕妈妈的胎盘	约0.6千克
孕妈妈的乳房在孕期会增大	约0.4千克
孕妈妈的血容量增加	约1.2千克
孕妈妈的体液增重	约2.6千克
孕妈妈为哺乳做准备会储备一些脂肪	约2.5千克
宝宝出生时的体重	约3.3千克
孕妈妈在整个孕期增加的体重	约11.5千克

　　当然,表中所列为平均值,仅供孕妈妈参考,孕妈妈在整个孕期究竟应该增加多少体重还要根据个人的BMI来具体计算。

孕早、中、晚期体重的变化

	不增反降的孕早期 （孕1~3月）	稳步上升的孕中期 （孕4~7月）	增长迅速的孕晚期 （孕8~10月）
胎宝宝的情况	胚胎正在发育，形成最初的脊柱、心脏等重要部位。在这一阶段，胎宝宝身长从2厘米长到9厘米，体重从3克长到20克左右	这是胎宝宝快速生长的一个阶段，4个月时身长是15~18厘米，体重为90~150克，到了第7个月的时候，胎宝宝就可以达到37~39厘米长，1100~1300克重了	孕32~35周是胎宝宝生长发育最快的时期，孕妈妈的体重也会随之增长。经过10个月的发育，胎宝宝的身长已经达到48~51厘米，体重也增长2倍之多，达到2900~3400克
孕妈妈的情况	孕妈妈的体型并没有太大的转变，但胸部会有些发胀。大部分孕妈妈的体重增长仅为1~1.5千克，还有一些孕妈妈因为孕吐或其他原因体重不增反降，这是正常的现象	孕妈妈的肚子已经略微隆起，尤其是偏瘦的孕妈妈，通常会在孕5月时腹部突然挺起，而且胸部逐渐增大，腰身也会渐渐变粗。这是控制体重的关键期，一般以每两周增加1千克左右为宜	这段时间孕妈妈即使没吃什么东西体重也会上升很快，胸部及腹部急速增大，并出现水肿，直至分娩前增加5~6千克。有些孕妈妈会出现胃灼痛、消化不良、腿部抽筋等情况，这些都属于正常情况，不需要太担心
如何控制体重	孕妈妈正处于孕吐期，这时不用过分地控制体重，但也不要吃得过多，尤其是油炸食品等高热量的食物。这段时间要禁止做剧烈运动，不可以通过运动来控制体重，注意休息才是重点	饮食要讲究营养均衡，而不是一味乱吃、多吃。此外，千万不要忘记运动，可以做些简单的家务，让自己的身体更加灵活	60%的多余体重都是在孕晚期猛增的。此时胎宝宝的身体基本长成，孕妈妈在饮食上要讲究"少而精"。称体重是每天必做的功课，最好在饭前称，这样可以有效提醒孕妈妈好好控制体重。在这一阶段，孕妈妈的体重增长应控制在每周500克左右

宫高和腹围的变化

　　孕妈妈宫高和腹围的变化反映了胎宝宝的生长发育状况。如果连续2周宫高没有出现变化，孕妈妈要及时去医院做相关检查。宫高和腹围低于正常范围，胎宝宝可能发育迟缓，孕妈妈需要适当加强营养；宫高和腹围高于正常范围，孕妈妈则需要控制营养摄入，增加运动量。如果产前1周内测量宫高和腹围之和超过140厘米，则提示可能怀有巨大儿。

	妊娠月数	下限（厘米）	上限（厘米）	标准（厘米）
宫高	孕5月	15.3	21.4	18
	孕6月	22	25.1	24
	孕7月	22.4	29	26
	孕8月	25.3	32	29
	孕9月	29.8	34.5	32
	孕10月	32	38.5	33
腹围	孕5月	76	89	82
	孕6月	80	91	85
	孕7月	82	94	87
	孕8月	84	95	89
	孕9月	86	98	92
	孕10月	89	100	94

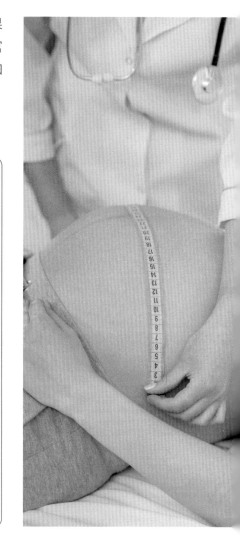

记一记自己的孕期饮食日记吧

写孕期饮食日记会对改善孕妈妈的饮食习惯大有帮助，而且一点也不复杂，孕妈妈只要把下面的表格复印下来，吃饭的时候把吃了什么快速地记在上面，每一周结束时看一下孕期饮食日记，问问自己在过去的一周里哪些方面做得好，哪些方面需要改进，坚持好的，改掉不好的，用不了几次，孕妈妈就会真正了解自己的孕期饮食习惯，并做出改进。

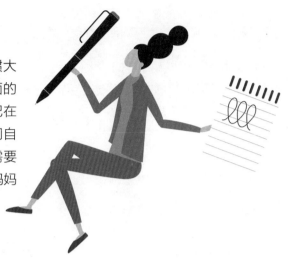

孕_____周　_____年_____月_____日

		饮食状况 （包括饮食量及时间）		饥饿程度 （等级1~10， 10为非常饿）	心情 （等级1~10， 10为很高兴）
星期（　）	早餐				
	午餐				
	晚餐				
	夜宵				
□我今天锻炼了	零食				
饮水量（杯）		☐1　☐2　☐3　☐4		☐5　☐6　☐7　☐8	
补充的营养成分		☐叶酸　☐钙　☐维生素C　☐铁　☐膳食纤维　☐其他维生素			

测试一下你缺乏哪些营养素

营养测试可以帮助孕妈妈大体上了解自己的营养状况。下面提到的症状如果孕妈妈经常遇到，每一项记1分；如果出现橘红色字体的症状，则每一项记2分。每种营养素对应的分值均为10分，将所得的分值累计记录在下面的括号内。

维生素A
- 口腔溃疡
- 暗适应能力欠佳
- 角膜干燥发炎
- 痤疮
- 频繁感冒或感染
- 喉咙干燥，甚至患有支气管肺炎
- 皮肤粗糙、干燥
- 有头屑
- 味觉或嗅觉减弱
- 食欲下降，腹泻

得分（　）

维生素D
- 食欲不振
- 恶心，呕吐，腹泻
- 背部疼痛
- 皮肤干燥
- 容易感染、发热
- 龋齿
- 肌肉抽搐、痉挛
- 关节疼痛或僵硬
- 精神萎靡，心情烦躁
- 失眠

得分（　）

维生素E
- 容易疲劳
- 容易发生皮下出血
- 静脉曲张
- 皮肤缺乏弹性
- 肌肉缺乏韧性
- 伤口愈合缓慢
- 不易受孕
- 性欲低下

得分（　）

维生素C
- 经常感冒、发烧
- 体力不足，易疲劳
- 腹泻，呕吐
- 容易感染
- 牙齿松动出血
- 容易发生皮下出血
- 流鼻血
- 伤口愈合缓慢
- 皮肤出现红疹
- 腿部压痛

得分（　）

维生素B₁
- 患有脚气病
- 肌肉松弛
- 眼睛疼痛
- 易怒
- 健忘，注意力不集中
- 手脚刺痛
- 多梦
- 食欲不佳
- 便秘
- 心跳快

得分（　）

维生素B₂
- 视物模糊，视力下降
- 眼睛充血、灼痛或患有沙眼
- 眼睛容易疲劳
- 对亮光敏感
- 贫血
- 口腔溃疡
- 头发过干或过油
- 湿疹或皮炎
- 指甲开裂
- 嘴唇干裂

得分（　）

维生素B₁₂
- 头发状况不良
- 湿疹或皮炎
- 口腔对热或冷过度敏感
- 健忘
- 焦虑或紧张
- 虚弱
- 便秘
- 肌肉松弛或疼痛
- 肤色苍白

得分（　）

叶酸
- 口疮
- 嘴唇干裂
- 少白头
- 焦虑或紧张
- 记忆力差
- 贫血
- 精神萎靡
- 容易疲劳
- 食欲不振
- 胃痛

得分（　）

α-亚麻酸
- 皮肤干燥或有湿疹
- 头发干燥或有头屑
- 有炎症，如关节炎
- 过度口渴或出汗
- 水肿
- 经常感染
- 记忆力差
- 高血压或高脂血症
- 经前期综合征或乳房疼痛

得分（　）

钙
- 抽筋或痉挛
- 指甲脆弱
- 骨质疏松
- 失眠
- 神经过敏
- 关节疼痛或关节炎
- 龋齿
- 过敏性鼻炎
- 高血压
- 气喘

得分（　）

计算出每一种营养素的得分，所得分值越高，说明你对这种营养素的需求就越大，需要及时进行补充。

第一章

备孕男女这样吃，
精强卵肥早受孕

准备怀孕的夫妻，一定要在孕前做好准备，特别是营养准备。有调查显示，女性的体重与新生儿的出生体重关系很大，许多新生儿出生体重轻是因为母亲孕前体重较轻或孕后体重增加较少，而巨大儿的发生大多是因为母亲孕前或孕后营养过剩。因此，备孕期的营养准备不可忽视。

男性备孕的营养方案

补对关键营养素，提高受孕率

维生素A

维生素A能使精子的活动能力增强，备孕爸爸每天要摄入800微克的维生素A。富含维生素A的食物有鱼肝油、动物肝脏、奶制品、蛋黄、西蓝花、胡萝卜、南瓜、杏、甘薯、山药等。备孕爸爸每天食用25克左右的鸡肝或120克左右的胡萝卜就能满足需要。

维生素C

维生素C可以减少精子受损的危险，提高精子的活力，备孕爸爸每天应至少摄取100毫克维生素C。富含维生素C的食物有绿叶蔬菜、菜花、土豆、猕猴桃、木瓜、草莓等新鲜蔬菜和水果。250克（半斤）橙子含有100毫克左右的维生素C，能满足备孕爸爸一整天的需求。

维生素E

维生素E又称生育酚，能增加男性精子的活力和数量，提高生育能力。建议备孕爸爸每天摄入14毫克维生素E。

富含维生素E的食物有植物油、绿色蔬菜和豆类。

蛋白质

蛋白质对男性来说是细胞的重要组成部分，也是生成精子的重要原材料。合理补充优质蛋白质，有益于协调备孕爸爸的内分泌并提高精子的数量和质量。但蛋白质摄入不能过量，否则会破坏体内的营养均衡，影响维生素及其他多种物质的摄入，并形成酸性体质，对精子质量十分不利。

富含优质蛋白质的食物有深海鱼虾、牡蛎、大豆、瘦肉、鸡蛋等。

锌

锌在男性体内可以调节免疫系统的功能，改善精子的活动能力。男性体内缺锌，会导致精子数量减少，畸形精子数量增加，性功能和生殖功能减退，甚至不育。准爸爸每天应摄入12~15毫克锌。

含锌量较高的食物有贝壳类海产品、动物内脏、瘦肉、谷类胚芽、坚果、蛋类、芝麻、虾等。

◉ 硒

硒对男性生育能力同样具有重要影响，它参与了男性睾酮的合成和运载活动，同时帮助提高精子活动能力及促进受精等生殖活动。男性体内缺硒，会减少精子活动所需的热量来源，使精子的活动力下降。建议备孕爸爸每天摄入50微克硒。富含硒的食物首推芝麻、麦芽，其次是酵母、蛋类、啤酒，海产类以大红虾、龙虾、虎爪鱼、金枪鱼等为好。动物肝脏、肾脏也富含硒，大蒜、蘑菇的硒含量也相当高。

富含硒的食物（每100克可食部分）

食材	含量（毫克）
猪腰	111.77
鱿鱼（干）	156.12
海参（干）	150.00
蛏干	121.2
贻贝	57.77
芝麻	26.6
鸡蛋	23.3

一看就懂的饮食细则

1 加热饭菜的时候不要用泡沫塑料饭盒，因为在加热的过程中，饭盒中的化学物质会被释放出来，对人体产生危害，直接影响男性的身体健康和生育能力。有些里面有印花的陶瓷容器含铅，用于加热饭菜也对人体有害，应该避免使用。

2 冰箱里的熟食一定要加热之后再食用，否则会滋生细菌。冰箱里的制冷剂对人体也有危害，所以不要将食物长时间放在冰箱里。

3 咖啡对男性生育能力有一定影响，不要饮用过多。

4 很多人把韭菜当作壮阳食品，其实很多韭菜在种植过程中使用农药，常吃对男性生育能力危害较大。备孕爸爸不要特地吃韭菜壮阳。

5 水果皮虽然有丰富的营养，但是农药残留量也很高，所以吃水果一定要削皮。

6 肥大的茄子大多是使用催生激素催化而成，对精子的生长不利，备孕爸爸最好不要多吃。

7 蔬菜要洗净，放入清水浸泡一段时间再下锅。带皮的蔬菜要去皮，洗净。另外，绿叶蔬菜等除了要洗泡以外，还要用开水烫一下，这样虽然可能会损失一些营养，但残留的农药成分会减少很多。

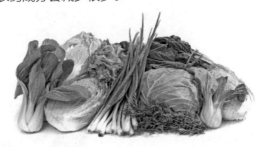

女性备孕的营养方案

重点补充的营养素——叶酸

叶酸是孕前3个月需要特别补充的营养素，它可以预防胎宝宝神经管缺陷。由于饮食习惯的影响，我国约有30%的育龄女性缺乏叶酸，北方农村地区更为严重。因此，建议备孕妈妈在计划怀孕前3个月就开始补充叶酸，以每天摄入400微克为宜。

叶酸含量比较丰富的食物（每100克可食部分）

食材	含量（毫克）	食材	含量（毫克）
绿豆	393	紫菜	116.7
猪肝	425.1	茼蒿	114.3
香菜	148.8	鸡蛋	113.3
腐竹	147.6	花生	107.5
香菇（干）	135	核桃	102.6
大豆	130.2	竹笋（干）	95.8
鸭蛋	125.4	莲子	88.4
茴香	120.9	豌豆（鲜）	82.6
榴莲	116.9		

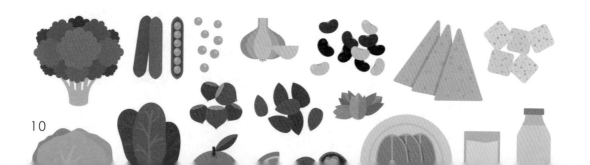

重点食物推荐，喜迎健康宝宝

以下食物对备孕妈妈的身体和未来的胎宝宝都非常有益，在孕前可以常吃。

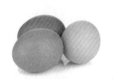

鸡蛋

鸡蛋是人类最好的营养来源之一，它可以给备孕妈妈提供最佳的蛋白质、氨基酸、微量元素，维生素的含量也很丰富。

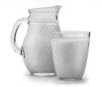

牛奶

牛奶是备孕妈妈补钙的最佳选择。牛奶中钙和磷的比例得当，有利于吸收，同时牛奶还是维生素D和钾的重要来源。牛奶还富含蛋白质、维生素A及维生素B族等营养成分，能够为备孕妈妈提供良好的营养储备。

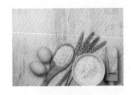

全麦食物

全麦类食物含有丰富的碳水化合物、维生素B族、铁、锌等，比精米、精面含有更多的膳食纤维，能够为备孕妈妈补充每日所需的多种营养物质。

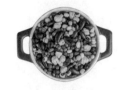

豆类

豆类中的蛋白质含量高、质量好，其营养价值接近于动物蛋白，是最好的植物蛋白。黑豆和黄豆等还可以提供备孕妈妈所需的膳食纤维、铁、钙、锌等营养素。

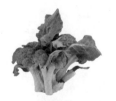

西蓝花

西蓝花不但营养成分含量高，而且营养全面。蛋白质、碳水化合物、维生素C、膳食纤维、胡萝卜素，以及钙、钾等多种矿物质的含量都十分丰富。

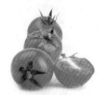

番茄

番茄中维生素和矿物质含量丰富，生吃鲜番茄可以补充维生素C，熟吃番茄可以补充抗氧化剂。

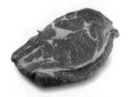

牛肉

牛肉含有丰富的蛋白质，能帮助备孕妈妈提高抵抗力。中医学认为，牛肉有补中益气、滋养脾胃、强健筋骨的功效，对备孕妈妈来说是非常有益的。

奶酪

奶酪是含钙量最高的奶制品，还富含磷、镁、维生素B_{12}等。这些营养素可以提高骨密度，预防孕期可能出现的骨质疏松，还可以增加牙齿表层的含钙量，预防龋齿。

均衡膳食，调整至孕前适宜体重

科学研究表明，孕前体重适宜可降低发生不良妊娠结局的风险。如果孕前过于消瘦，会增加新生儿低体重和早产的风险；孕前超重和肥胖会使妊娠期高血压疾病和糖尿病的发病率增高，巨大儿、剖宫产的风险增加。

低体重　可适当增加体重

在原有基础上每天增加牛奶250毫升，或粮谷、畜肉类50克，或蛋类、鱼类75克。

肥胖

应改变不良饮食习惯

应改变不良饮食习惯，减慢进食速度，避免过量进食，减少高热量、高脂肪、高糖食物的食用，多选择低血糖生成指数、富含膳食纤维、营养素密度高的食物。

不同食物每日的摄取量

种类	推荐摄取量
油	25~30克
盐	6克
谷类、薯类	250~350克
豆制品	50~150克
畜、禽肉类	50~75克
鱼、虾类	50~100克
鸡蛋	1~2个
蔬菜类	300~500克
水果类	100~150克
坚果类	20~30克
牛奶	250毫升
水	1200毫升

一日三餐的营养搭配

早餐要吃得好

1 早餐的理想时间：7~8点。

2 通过早餐摄入的热量应占全天摄入热量的30%。

3 早餐的搭配原则：早餐不但要定时定量，而且要吃得营养。要注意做到粗细搭配、干稀搭配、荤素搭配。

4 早餐宜选择的食物：富含优质蛋白质的食物，如鸡蛋、牛奶、香肠、豆浆等；富含维生素C的食物，如果汁、蔬菜、水果等；富含碳水化合物的主食，如面包、馒头、花卷等；富含水分的液体食物，如米粥、牛奶、豆浆、果汁等；开胃、增加食欲的食物，如番茄汁、小酱菜等。

5 早餐不宜选择的食物：油炸食物，如炸油饼、炸油条、炸糕、油炸馒头片等。

午餐要吃得饱

1 午餐的理想时间：12点。

2 午餐摄入的热量应占全天摄入热量的40%。

3 午餐的搭配原则：午餐最好吃3种以上的蔬菜和水果，以保证摄入充足的维生素、矿物质和膳食纤维。一般来说，午餐吃到八九分饱就可以了。

4 午餐宜选择的食物：主食可以选择米饭、馒头、面条、面饼、豆沙包、玉米棒等，也可以将两种主食搭配食用；副食可以选择肉、蛋、奶、禽类、豆制品类、海产品、蔬菜类等，按照科学配餐的原则挑选几种，相互搭配食用，一般宜选择50～100克的肉、禽、蛋

类，50克豆制品，再配上200～250克蔬菜，使体内血糖维持在正常水平，从而保证下午的工作和学习等活动，白领或轻体力工作者可以选择轻烫茎类蔬菜、少许豆腐、部分海产植物作为午餐的搭配。

5 午餐不宜选择的食物：油炸食物及含添加剂的食物，如方便面、午餐肉、皮蛋等。

晚餐要吃七八分饱

1 晚餐的理想时间：18～19点。

2 晚餐摄入的热量应占全天摄入热量的30%。

3 晚餐的搭配原则：晚餐主食和副食都要适量减少，最好有两种以上的蔬菜，肉类有一种就够了，吃太多会增加消化系统的负担。20点之后除了饮水最好不要再吃任何东西，晚餐后4小时内不要就寝，这样可使晚上吃的食物充分消化。

4 晚餐宜选择的食物：膳食纤维和碳水化合物含量高的食物，如芹菜、豆芽、菠菜等；含蛋白质丰富的食品，如煮鸡蛋、家常豆腐、清炖鸡及少量鱼类等；粗粮，如玉米粥、小米粥、玉米面饼等。

5 晚餐不宜选择的食物：草酸含量高的食物，以免引发尿道结石；水果、甜点、油炸食物；寒性蔬菜用量要小一些，如小黄瓜、菜瓜、冬瓜、萝卜等。

一日推荐食谱

种类	推荐摄取量
早餐	• 馒头或面包50克 • 芹菜拌豆腐丝（芹菜75克，豆腐丝20克） • 牛奶250毫升 • 鸡蛋1个 • 鲜橙1个
加餐	坚果20克
午餐	• 米饭100克 • 香菇油菜（香菇50克，油菜200克） • 清蒸带鱼100克 • 紫菜蛋花汤（鸡蛋1个，紫菜5克）
加餐	• 香蕉1根
晚餐	• 杂粮粥100克 • 莴笋炒肉片（莴笋100克，肉片50克） • 胡萝卜菜心汤（胡萝卜50克，菜心100克）

孕前减肥法

肥胖可以引起人体内一系列的生物学改变，比如使代谢水平降低，扰乱月经周期并影响生育能力，等等。

如果备孕妈妈肥胖的原因只是摄取了太多甜食和单糖类食物，那么只需要改吃水果、蔬菜、瘦肉、鱼及谷类食物，体重就有可能自动降下来。

如果备孕妈妈摄入的热量与正常体重者相比差不多甚至还要少一些，但是体重却依然增加，这时就需要采取措施进行减肥了。最有效的减肥方式是减少热量摄入和增加体育锻炼相配合。进行有氧锻炼可以提高心脏和肺功能，加快新陈代谢，减少皮下储存的脂肪，还能消耗更多的热量，节食却不能做到这一点。所以，如果备孕妈妈长期肥胖，那么可以去医院做全身检查，请医生制订科学的膳食计划，并坚持进行锻炼，一定会收到良好的效果。

不同锻炼项目每小时消耗的热量

锻炼项目	消耗的热量（卡）
慢走（54米/分）	200
快走（107米/分）	300
跑步	800～1000
骑自行车（20.9千米/小时）	660
游泳	300～650
乒乓球	100～500
网球	440
篮球	500
排球	350
跳绳	660
跳舞	300

锻炼项目	消耗的热量 （卡）
健身操	300
桌球	300
保龄球	270

注：1卡 ≈ 4.185 焦耳。下同。

应该尽量避开的饮食

❥ 含咖啡因的饮食物

有研究表明，过量摄入咖啡因的孕妇与不接触咖啡因的孕妇相比，所生的孩子出现出生缺陷的风险要高。在怀孕期间，咖啡因的代谢时间会增长，它可以通过胎盘进入胎宝宝体内，刺激胎宝宝的大脑，影响胎宝宝大脑、心脏、肝脏的发育。

此外，可可、茶叶、巧克力和可乐型饮料中均含有咖啡因，计划怀孕的女性应尽量少摄取这类饮食。

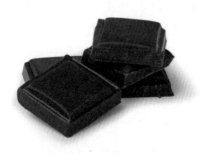

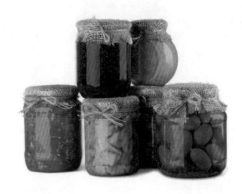

❥ 腌制食物

腌制食物是民间的传统，很多家庭有腌菜的习惯。但过多食用腌制食品对人的身体健康不利，这是因为蔬菜经过腌制后，维生素损失较多，维生素C几乎全部损失。腌制的酸菜中含有过多的草酸钙，容易在泌尿系统形成结石。而且食品在腌制过程中，容易被微生物污染，如果加入的食盐量小于15%，蔬菜中的硝酸盐会被还原成亚硝酸盐，若食用了含有亚硝酸盐的腌制食物，会引起中毒。亚硝酸盐在人体内遇到胺类物质时，可生成一种名为亚硝胺的致癌物质，故常食腌制品容易致癌。

❥ 含食品添加剂的食品

绝大多数食品在加工过程中为了改良品质，都会使用各种化学添加剂。备孕妈妈应该避免食用含有这些添加剂的食物，尽量选择新鲜天然的食物，少食加工食品。

调整好身体

备孕妈妈在增加营养的同时，别忘了给身体排毒。中医学认为，一些婴幼儿疾病，比如新生儿黄疸、鹅口疮可能是从母体带来的，备孕妈妈把这些毒素从体内清除出去，就能为胎宝宝创造更良好的孕育环境。

◗ 自查身体毒素

自查身体毒素的方法很简单，留意一下自己的身体，看是否有便秘、肥胖、黄褐斑、痤疮、口臭、皮肤瘙痒、湿疹等情况，这些症状都是体内藏有毒素的表征。

便秘

排便次数明显减少，每2～3天或更长时间一次，无规律，粪质干硬，常伴有排便困难的病理现象就是便秘。便秘通常是由一些不良生活习惯引起的，比如没有养成定时排便的习惯，忽视正常的便意，排便反射受到抑制，日久就会引起便秘，或者饮食过于精细少渣，缺乏食物纤维，也会导致便秘。经常吃油炸食物，而且喝水太少或者活动太少，同样能够引起便秘。

肥胖

长期过量食用高脂肪、高热量食品，体内毒素就会堆积，造成机体失衡，引发肥胖。患者除有体弱无力、行动不便、心悸、怕热、多汗或腰痛、下肢关节疼痛等症状外，大多有糖、脂肪、水等物质代谢和内分泌方面的异常。

黄褐斑

黄褐斑发生的原因很多，内分泌发生变化、长期口服避孕药、肝脏疾患、肿瘤、慢性酒精中毒、日光照射等都可以诱发黄褐斑。

痤疮

痤疮，俗称粉刺，是一种毛囊与皮脂腺的慢性炎症性皮肤病。不良的饮食习惯导致消化不良、便秘等肠胃障碍，引起体内毒素堆积，是形成痤疮的因素之一。

口臭

口臭是指散发出难闻口气的一种症状，有可能由肺、脾、胃积热或食积不化引起，这些东西长期瘀积在体内排不出去就变成了毒素。

皮肤瘙痒

皮肤是人体最大的排毒器官，皮肤上的汗腺和皮脂腺能够通过出汗等方式排出其他器官无法解决的毒素。不好的生活习惯、不良的情绪都会引发皮肤排毒功能的减弱，从而引起瘙痒。

湿疹

湿疹是一种常见的由多种内外因素引起的表皮及真皮浅层的炎症性皮肤病。中医学通常将湿疹分为湿热证及血虚风燥证。无论是中医学还是西医学，都认为湿疹是体内有害物质不能及时排出后引起的。

❱ 改掉不良的饮食习惯

　　建议备孕妈妈按照前面提到的饮食原则，尽早调整自己的饮食，减少毒素的堆积。

❱ 多摄取排毒食物

　　我们常吃的食物中，动物血、果蔬汁、海带、紫菜、豆芽、红薯、糙米、苦瓜等都是很好的排毒食物，多吃这些食物，有助于排出毒素。

❱ 运动排毒的方法

　　皮肤上的汗腺和皮脂腺是最佳的排毒管道，通过运动出汗的方式，可以排出其他器官无法解决的毒素。备孕妈妈在怀孕前一定要养成经常锻炼的好习惯，运动出汗至少要坚持每周进行三次。

意外怀孕后如何补充营养

　　如果发现自己怀孕了，并决定生下宝宝，那么从现在开始，孕妈妈就应该重点关注以下营养问题了。

❱ 调整饮食习惯

　　如果孕前对饮食习惯方面并没有在意，那么从现在起，孕妈妈就需要按照前面所说的饮食原则去调整饮食习惯，越早调整越好。

❱ 需要补充的营养素

　　由于自身的营养需求和胎宝宝生长发育的需要，孕妈妈需要增加营养。孕中期的蛋白质补充要比孕前增加10克，饮食中奶制品、鱼类、肉类、蛋类等富含蛋白质的食物要增加一些。孕妈妈容易缺钙，应该注意补充。维生素 B_2 可以通过牛奶补充，胡萝卜素可以通过绿叶蔬菜和胡萝卜补充，维生素 C 能够通过蔬菜和水果来补充。注意尽早补铁，避免患上缺铁性贫血，影响胎宝宝发育。

❱ 注意事项

1 不要偏食、挑食。

2 定期进行产前检查。

3 适当地控制盐的摄入量。

4 维持体重适当增长，以每周增重约1千克为宜，不要增长过快或过慢。

5 特别注意补充叶酸。除了像前面提到的那样多吃一些富含叶酸的食物以外，孕早期每天吃一片叶酸增补剂（含400微克叶酸）就可以满足身体对叶酸的需要。

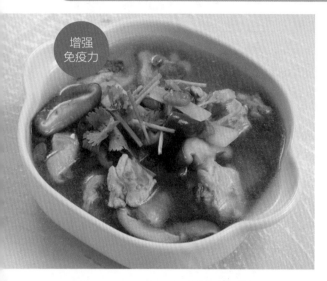

增强
免疫力

香菇鸡汤

材料 鸡300克，鲜香菇50克，枸杞子10克。

调料 盐2克，香油3克，料酒、姜片、香菜段各适量。

做法

① 将鸡处理干净，切块，用沸水焯去血水，捞出洗净。香菇洗净，去蒂，从中间切开。枸杞子洗净。

② 砂锅置火上，放入鸡块、香菇、姜片、枸杞子，加入适量清水，再加入料酒、盐，大火烧开后改小火继续炖煮40分钟，撇去浮沫，淋上香油，撒上香菜段即可。

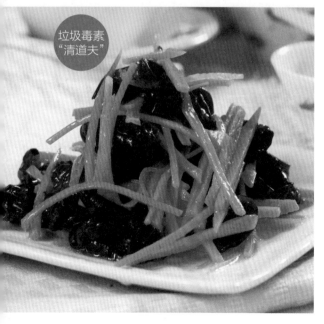

垃圾毒素
"清道夫"

胡萝卜炒木耳

材料 胡萝卜250克，水发黑木耳50克。

调料 葱花、盐、植物油各适量。

做法

① 胡萝卜洗净，切丝。水发黑木耳择洗干净，撕成小朵。

② 炒锅置火上，倒入适量植物油，烧至七成热，加葱花炒出香味，放入胡萝卜丝翻炒均匀。

③ 加木耳和适量清水烧至胡萝卜丝熟透，用盐调味即可。

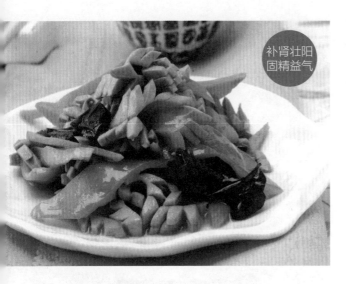

补肾壮阳
固精益气

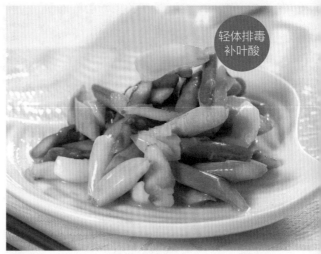

轻体排毒
补叶酸

爆炒腰花

材料 猪腰子350克，尖椒50克，胡萝卜50
克，水发黑木耳15克。

调料 葱末、姜末、蒜末、水淀粉、酱油、料
酒、盐、醋、植物油各适量。

做法

① 撕去猪腰子外层的薄膜，横刀剖开，去净白
色的筋状物，切片，切麦穗花刀，加水淀粉
和少许酱油抓匀，腌渍10~15分钟。

② 尖椒洗净，去蒂除籽，切块。胡萝卜择洗干
净，切片。取小碗，加入料酒、盐、酱油、
醋、水淀粉搅拌匀，制成芡汁。

③ 锅置火上，倒入植物油，烧至七成热，放入
腌渍好的猪腰子滑熟，盛出，沥油。原锅倒
油烧热，炒香葱末、姜末和蒜末，倒入胡萝
卜煸熟，放入尖椒和木耳略炒，下入滑熟的
猪腰子，淋入芡汁翻炒均匀，香味浓郁的山
东特色菜爆炒腰花就做好了。

百合炒芦笋

材料 芦笋500克，鲜百合150克。

调料 盐、白糖、植物油各适量。

做法

① 芦笋洗净，切段，焯熟。鲜百合冲洗干净，
备用。

② 炒锅置火上，倒油烧热，下入鲜百合和芦
笋，大火翻炒几下，调入盐、白糖及适量清
水翻炒至熟即可。

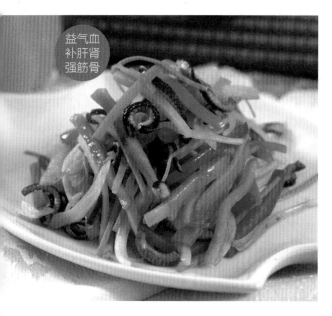

益气血
补肝肾
强筋骨

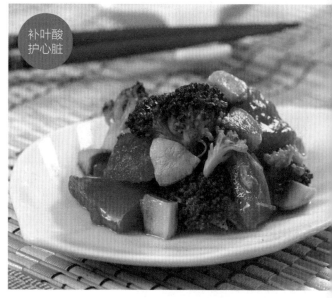

补叶酸
护心脏

七彩鳝鱼丝

材料 鳝鱼肉400克，绿豆芽、红柿子椒丝、黄柿子椒丝、绿柿子椒丝、胡萝卜丝、洋葱丝各20克。

调料 姜片、酱油、白糖、水淀粉、盐、植物油各适量。

做法

① 鳝鱼肉洗净，切成宽0.5厘米、长8厘米的丝，用酱油、白糖、水淀粉和搅拌匀，腌渍10分钟。绿豆芽择洗干净。

② 锅置火上，倒入适量植物油，待烧至六成热，放入鳝鱼丝滑熟，捞出，沥油。

③ 锅留底油，放入洋葱丝和姜片炒香，倒入红柿子椒丝、黄柿子椒丝、绿柿子椒丝、胡萝卜丝、绿豆芽翻炒3分钟，加入鳝鱼丝翻炒均匀，用盐调味即可。

番茄草菇西蓝花

材料 小番茄、草菇、西蓝花各100克。

调料 葱花、蒜片、盐、白糖、植物油各适量。

做法

① 小番茄去蒂，洗净。草菇去根，洗净。西蓝花择洗干净，用手掰成小朵。

② 锅置火上，加入适量清水烧沸，分别放入小番茄、草菇和西蓝花焯烫，捞出，沥干水分。

③ 炒锅置火上烧热，倒入适量植物油，加葱花和蒜片炒出香味，放入焯过水的小番茄、草菇和西蓝花，撒入盐和白糖翻炒均匀即可。

第二章

40周营养打造
健康聪明的宝宝

宝贝降临前，胎宝宝会在妈妈的肚子里待上40周，慢慢从一个细胞发育为出生后会哇哇大哭的小宝宝，整个过程都离不开孕妈妈的营养供给。所以，孕妈妈的营养补充是至关重要的。

孕育健康宝宝，在怀孕的每一周悉心呵护孕妈妈是关键。

孕1月 欢迎胎宝宝的到来

胎宝宝和孕妈妈的情况

	孕妈妈的变化	胎宝宝的变化
第1~2周	○ 出现恶心、疲惫及尿频等症状	○ 第1周就是最后一次月经开始的那一周 ○ 第2周子宫为排卵做好准备
第3周	○ 阴道分泌物增多，也会有轻微的疼痛感 ○ 由于还没有经过一个月经周期，这时可能还没有发现自己已经怀孕了 ○ 受精卵在着床时可能引起出血，此时即使阴道流出的血液呈灰黄色而不是红色，也不要过于慌乱	○ 精子和卵子在输卵管中相遇并完成受精的过程 ○ 受精卵从输卵管移动到子宫内，开始进行细胞分裂，此时是真正意义上怀孕的开始 ○ 在子宫里生长的胚胎虽然体积很小，却保持着飞快的增殖和发育速度
第4周	○ 月经停止，孕妈妈可以明显感觉到身体发生了变化 ○ 维持妊娠过程的孕酮开始分泌 ○ 孕妈妈没有明显的体重和外表的变化 ○ 恍然得知怀孕的事实，要开始接受体重、血压、尿液、血液等基本项目的检查了	○ 受精卵分裂成两部分，一部分形成胎盘，另一部分形成胎宝宝 ○ 进行B超检查可以观察到胎宝宝生存的初期场所——胎囊

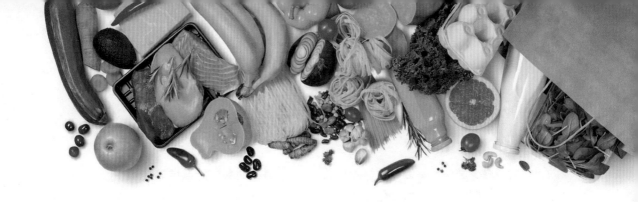

本月注意事项	饮食注意事项	适合在孕1月吃的食物
○ 在决定要宝宝的时候，最好将家里的宠物送走 ○ 开始学习推算预产期的方法 ○ 按照饮食规则充分地摄取各种营养	○ 多吃新鲜水果，多摄入维生素C，提高孕妈妈的抵抗力 ○ 注意摄取优质蛋白质和钙 ○ 可以适当服用鱼肝油和吃蛋黄	○ 富含叶酸的食物，如菠菜、生菜、芦笋、小油菜、小白菜、麸皮面包、香蕉、草莓、橙子、橘子、动物肝脏等 ○ 富含优质蛋白质的食物，如鱼类、蛋类、乳类、肉类和豆制品等
○ 及时补充叶酸，在孕早期摄入足够的叶酸能预防贫血，降低胎儿畸形率 ○ 多吃绿色蔬菜和水果，并保证每天喝8杯以上的水 ○ 宝宝的性别是由准爸爸决定的		
○ 定期进行体重检查，这对判断是否存在妊娠期高血压疾病和多胎妊娠的情况很有帮助 ○ 血压监测的结果是诊断妊娠期高血压疾病的重要依据 ○ 怀孕初期不要染烫头发		

营养指南：本月不必刻意补充营养

1 为了避免或减少恶心、呕吐等早孕反应，可采用少食多餐的方法，饮食最好清淡，不吃油腻和辛辣食物，多吃易于消化吸收的食物。

2 蔬菜要充分洗净，水果最好削皮，以避免农药污染。

3 采用合理的加工烹调方法，减少营养物质的损失，使之符合卫生要求。避免各种食物污染，保留食物的原味，少用调味料。

4 养成良好的饮食习惯。定时用餐，三餐之间最好安排两次加餐，吃一些点心、蔬菜和水果，喝一些牛奶、酸奶、鲜榨果汁等，定量用餐，不挑食偏食，多在家里吃饭，保证食物的卫生。

5 进餐时最好能保持愉快的心情，温馨的进餐氛围能帮助孕妈妈增进食欲。应保证就餐时不被干扰。

6 每天清晨空腹喝杯白开水或矿泉水。早餐要吃，并要保证质量。

7 合理搭配食物。将果类蔬菜和叶类蔬菜搭配，根类蔬菜和叶类蔬菜搭配，红色、紫色或黄色蔬菜和绿色蔬菜搭配。

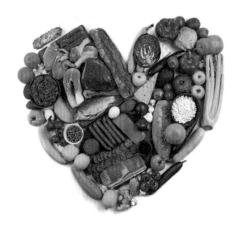

专家指导

- 怀孕之后，最好能坚持"三餐两点心"的原则，在保证一日三餐正常化的基础上，两餐之间再安排一次加餐。

- 早、中、晚这三次正餐摄入的热量应该占全天总热量的90%，大部分营养素的摄入应该在三餐中安排进去，特别是优质蛋白质、脂肪、碳水化合物这三大营养物质。

- 加餐摄入的热量一般占全天总热量的10%，可以吃点核桃、花生、瓜子等坚果，或100克苹果、桃子、猕猴桃、香蕉、草莓等水果，加1份酸奶。

关键营养素：叶酸

叶酸 ▶ 促进胎宝宝神经系统发育

◗ 什么是叶酸

叶酸是一种水溶性维生素，是人体细胞生长和造血过程所必需的营养物质。由于它最初是从菠菜叶中提取到的，所以被称为叶酸。食物中的叶酸进入人体后转变为四氢叶酸，在体内发挥重要的生理作用。它最重要的功能就是制造红细胞和白细胞，增强免疫力。叶酸是孕期最关键的营养素，与胎宝宝神经发育有密切关系。

◗ 叶酸的来源

叶酸广泛存在于各种动植物食物中，绿叶蔬菜、番茄、胡萝卜、蘑菇、豆类、水果、坚果类食物中都富含叶酸，但是叶酸烹调后损失率较高，孕妈妈并不容易得到足够的叶酸，因此要尽量食用新鲜蔬果。

◗ 最佳摄入量

孕妈妈最好在怀孕前3个月开始补叶酸，以平均每日摄入0.4毫克为宜，一直补充到孕后3个月。整个孕期也需要注意在饮食中加入富含叶酸的食物。

◗ 缺乏叶酸的危害

孕妈妈缺乏叶酸将使妊娠期高血压疾病、胎盘早剥发病率增高，还可引起孕妈妈大细胞性贫血、胎盘发育不良、自然流产。

缺乏叶酸除了可以导致胎宝宝神经管缺陷（脊柱裂、无脑儿）以外，还可导致胎宝宝发育迟缓、早产、低体重出生，智力水平也将受到影响，并且比普通宝宝更容易患大细胞性贫血。

富含叶酸的食物（每100克可食部分）

食材	含量（毫克）	食材	含量（毫克）
鸡肝	1172.2	花生	107.5
猪肝	425.1	蒜苗	90.9
黄豆	181.1	菠菜	87.9
鸭蛋	125.4		

重点食材推荐：橙子、苹果

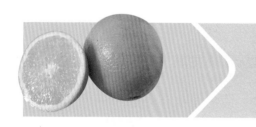

橙子
健胃开胃的好帮手

对孕妈妈的益处

增强机体抵抗力

橙子中维生素C的含量非常丰富，还含有其他抗氧化物质，能够增强人体免疫力，也能将脂溶性有害物质排出体外。

软化和保护血管

橙子中含量丰富的维生素C、芦丁能增强机体抵抗力，增强毛细血管的弹性，防止毛细血管出血，降低血液中胆固醇的含量。

清肠通便

橙子所含的纤维素和果胶物质可促进肠道蠕动，让食物加速通过消化道，有利于清肠通便，排出孕妈妈体内的有害物质。

缓解孕吐

橙子口味酸甜，中医学认为，橙子具有疏肝理气、健胃祛痰、镇咳止痛、通乳止呕的功效，特别适合孕妈妈食用。

最佳食用量及食用方法

每天吃1～3个橙子即可。

吃橙子时最好不要用刀切，否则容易汁水四溢，造成浪费。可以把橙子放在桌面上，用手掌压住，缓慢均匀地来回揉搓，不一会儿橙子就会像橘子一样容易剥皮了，吃起来既卫生又方便。

食用须知

糖尿病患者应限量。脾胃虚弱、腹泻的人不宜食用。饭前或空腹时不宜食用，否则橙子所含的有机酸会刺激胃黏膜，对胃不利。

营养巧搭配

橙子+蛋黄酱=抗衰老

橙子中的维生素C与蛋黄酱所含的维生素E搭配，有助于促进血液循环、护肤、防老、抗癌。

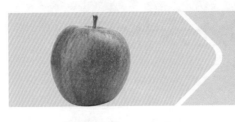

苹果
营养丰富的"全面手"

对孕妈妈的益处

为孕妈妈补充锌和碘

苹果的锌含量丰富，如果孕妈妈怀孕期间体内锌元素充足，不但会促进分娩进程，而且会降低分娩的痛苦。苹果中还含有丰富的碘，孕妈妈吃苹果可补充锌和碘，有利于胎宝宝智力发育。

缓解孕吐

苹果甜酸爽口，可增进食欲，促进消化。有孕吐现象的孕早期妈妈吃苹果，不仅能补充维生素C等营养素，而且可以减轻恶心的感觉，防止令人烦恼的孕吐频繁发生。

稳定妊娠期的血压和血糖

苹果富含钾元素，可以促进体内钠盐的排出，对孕期水肿及高血压有较好的防治功效。苹果中所含的胶质和微量元素铬能保持血糖的稳定，还能有效降低胆固醇。

润肠通便

苹果中含有膳食纤维和有机酸，能够促进肠胃蠕动，有效防治孕期便秘。

最佳食用量及食用方法

孕妈妈每天吃1~2个苹果就够了。

苹果可以生吃，也可以榨汁饮用，还可以进行烹煮。

苹果切开或削皮后可以用淡盐水浸泡，或者涂上柠檬汁防止变色。

将苹果装入塑料袋放进冰箱里，可以保存10天以上。

食用须知

苹果有酸有甜，糖尿病患者适宜吃酸苹果，不宜吃甜苹果。

将未成熟的猕猴桃和梨放入装有苹果的塑料袋里能加速其成熟，但是不要将苹果和其他成熟水果、蔬菜放在一起，否则会加速腐烂。

从初春到夏季的苹果不是应季水果，所以不是很新鲜，孕妈妈应该选择新鲜的苹果吃。

营养巧搭配

苹果+银耳=润肺止咳

苹果性凉，味酸、甘，可以清肺、利咽、解毒；银耳味甘，性平，具有滋阴生津、润肺解毒的功效。

第1~2周 胚胎还未形成

食物要卫生

孕妈妈在食用前要将蔬菜充分洗净，水果最好削皮，避免农药污染。尽量多在家里吃饭，保证食物的卫生。

减少食物营养流失

最好采用健康合理的烹调方法，如蒸、煮、炖等，减少营养物质的损失，保留食物的原味。

定时定量吃饭

养成良好的饮食习惯，定时用餐，三餐之间最好安排两次加餐，吃一些点心、蔬菜和水果，定量用餐，不挑食偏食。

专家指导

○ 正常情况下，孕妈妈每天可以吃250克水果，如橘子、苹果或猕猴桃等。在不同的季节，还可以选择西瓜、番茄、草莓等，但一天最多不超过500克。

孕妈妈吃鱼好处多

孕妈妈多吃鱼，特别是海产鱼，能促进胎宝宝的脑部发育。因此，孕妈妈在日常膳食中应适当增加鱼类食物的摄取。

鱼含有的主要营养素如下。

微量元素：鱼类富含微量元素，海鱼中的锌和碘尤其丰富。

二十碳五烯酸（EPA）：二十碳五烯酸是一种对人体有益的脂肪酸，机体自身不能合成。它能在血管壁合成前列腺环素，扩张螺旋动脉，以便将重组的营养物质输送给胎宝宝，促进胎宝宝在母体内的正常发育。

磷脂、氨基酸：鱼肉中含有较多磷脂、氨基酸，这对于胎宝宝中枢神经系统的发育会起到良好的作用。

二十二碳六烯酸（DHA）：二十二碳六烯酸是构成大脑神经髓鞘的重要成分，能促进大脑神经细胞的发育。孕妈妈多食富含DHA的鱼类，腹中的胎宝宝会更加聪明。

孕妈妈应多吃玉米

玉米中富含蛋白质、脂肪、糖类、维生素和矿物质等，孕妈妈适宜多食。

蛋白质：玉米中富含蛋白质，其中特有的胶质占30%，球蛋白和白蛋白各占20%～22%。

维生素：玉米中富含维生素，能防止细胞氧化，延缓衰老，对胎宝宝的智力发展有利。

膳食纤维：玉米中富含膳食纤维，能有效消除便秘，有利于肠道健康。

一日食谱参考

孕妈妈每天最好按照"三餐两点心"的方式进食。早餐应主副食搭配，干稀搭配。午餐最好能丰盛点。尽量不吃快餐，多吃蔬果。

餐次	用餐时间	推荐食谱
早餐	7：00～8：00	牛奶250毫升 馒头1个 鸡蛋1个
加餐	10：00	苹果1个
午餐	12：00～13：00	米饭1份 清炒虾仁1份 苦瓜炒牛肉1份
加餐	15：00	草莓5颗 面包1片
晚餐	18：00～19：00	猪肚大米粥1份 韭菜炒绿豆芽1份 排骨烧冬瓜1份 紫菜蛋花汤1份
加餐	21：00	牛奶250毫升

苦瓜炒牛肉

材料 苦瓜200克，牛肉150克。

调料 料酒、酱油、豆豉、水淀粉各10克，蒜末、姜末各5克，盐、胡椒粉各2克。

做法

❶ 牛肉洗净，切片，加料酒、酱油、胡椒粉、盐和水淀粉腌渍片刻。苦瓜洗净，去瓤，切片，用盐腌渍10分钟，挤出水分。

❷ 锅内倒油烧热，放牛肉片炒至变色，盛起。

❸ 锅留底油烧热，爆香蒜末、姜末、豆豉，倒苦瓜片煸炒，加牛肉片炒熟即可。

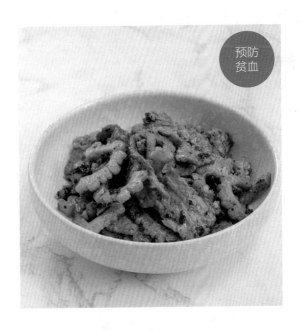

预防贫血

29

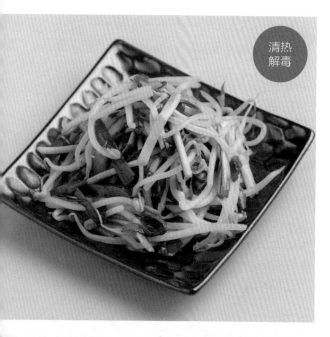

清热
解毒

韭菜炒绿豆芽

材料 绿豆芽400克，韭菜100克。

调料 盐、葱末、姜丝、植物油各适量。

做法

① 绿豆芽掐头去尾，洗净，沥干。韭菜洗净，切段待用。

② 炒锅置火上，倒油烧热，用葱末、姜丝炝锅，爆香后倒入韭菜段、绿豆芽，调入盐翻炒均匀即可。

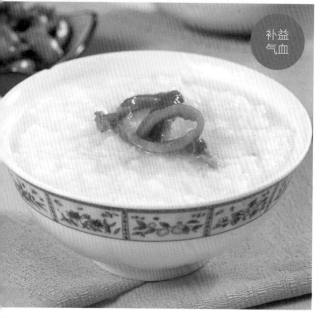

补益
气血

猪肚大米粥

材料 大米100克，猪肚50克，瘦猪肉100克。

调料 盐、胡椒粉、料酒、水淀粉各适量。

做法

① 猪肚洗净，用盐、水淀粉反复抓揉，再用清水洗净，入沸水焯熟，捞出切片。瘦猪肉洗净切片，放碗内，加入料酒、盐、水淀粉抓匀，入沸水焯后捞出。

② 大米淘洗干净，与适量清水一同倒入锅中，以大火煮滚，放入猪肚片、瘦肉片，以小火熬煮至米粒开花、材料成熟，加入胡椒粉、剩余盐调味即可。

第3周　为受精卵储备营养

用铁制炊具做饭，饮食要清淡

孕妈妈做菜用的炊具最好选择铁制或不锈钢制品，不要用铝制品或彩色搪瓷制品，以免铝元素、铅元素对人体造成伤害。

为了避免或减少恶心、呕吐等早孕反应，可采用少食多餐的方法，饮食最好清淡，不吃油腻和辛辣食物，多食易于消化吸收的食物。

蛋白质是构成人体组织的重要物质，对于胚胎的发育、母体的健康有着重要作用。蛋白质缺乏容易影响胎宝宝中枢神经系统的发育和功能，使脑组织细胞数量减少，即使胎宝宝在出生后摄入足够的蛋白质也不能恢复。早期胚胎缺乏氨基酸合成酶，不能合成自身需要的氨基酸，需要从孕妈妈体内获取，因此孕妈妈在怀孕早期的蛋白质摄入量应不低于怀孕前的摄入量。

孕妈妈吃水果不宜过量

很多孕妈妈喜欢吃水果，甚至把水果当成菜来吃，还认为这样既能补充维生素，也能让宝宝白净漂亮。但实际上，这种做法是不科学的。

水果和蔬菜都含有丰富的维生素，但两者所含的营养素还是有一定区别的。过多摄取水果而拒绝蔬菜，容易造成营养摄入不均衡。此外，有些水果含糖量较高，食用过多的话容易引发妊娠期糖尿病。

少吃刺激性食物

一般来说，葱、姜、蒜、辣椒、芥末、咖喱粉等调味品能促进食欲，提升食物的味道。但是，这些刺激性食物一般具有较重的辛辣味道，孕妈妈食用后容易随着身体的血液循环进入胎宝宝体内，给胎宝宝带来不良的刺激。另外，在怀孕期间，孕妈妈大多会呈现血热阳盛的状态，这些辛辣食物性质多属辛温，容易加重孕妈妈血热阳盛之证，从而导致口干舌燥、生口疮等不适。

不宜喝茶

茶叶中的鞣酸能跟食物中的铁结合形成一种不能被吸收的复合物，孕妈妈过多饮用浓茶有可能会引发贫血。

一日食谱参考

餐次	用餐时间	推荐食谱
早餐	7：00~8：00	五彩虾仁粥1份 小笼包4个
加餐	10：00	黑芝麻糊1袋
午餐	12：00~13：00	米饭1份 熘肝尖配油菜1份 香菇炒豌豆1份
加餐	15：00	苹果1个
晚餐	18：00~19：00	番茄鸡蛋面1份 凉拌芹菜1份 豆芽蘑菇汤1份
加餐	21：00	牛奶250毫升

专家解惑

Q 怀孕了，是不是吃得越多越好？

A 并不是这样的。怀孕是一个生理过程，胎宝宝每天都在不断生长着，但并不是说孕妈妈一个人要吃两人份的食物。摄入过多的营养会增加孕妈妈胃肠道、肝脏、肾脏的负担。此外，如果一种食物吃得过多，容易影响其他食物的摄取，这样会造成营养不均衡，对胎宝宝的生长发育和孕妈妈的健康不利。

推荐食谱

香菇炒豌豆

材料 鲜香菇300克，豌豆50克。

调料 葱花、盐、花椒粉、水淀粉各适量。

做法

① 鲜香菇洗净，切丁。豌豆洗净。

② 炒锅内倒入适量油，烧至七成热，放入葱花和花椒粉炒香。

③ 倒入香菇丁和豌豆翻炒均匀，盖上锅盖焖5分钟，用盐调味，再用水淀粉勾芡即可。

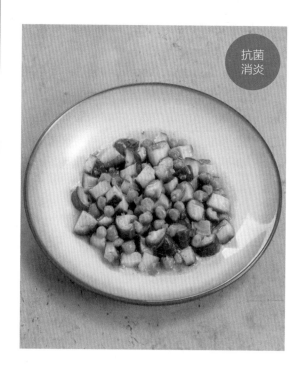

抗菌
消炎

豆芽蘑菇汤

材料 绿豆芽250克,平菇50克。

调料 盐、香油各适量。

做法

① 绿豆芽择洗干净。平菇洗净,用手撕成条。

② 锅置火上,加水烧开,放入绿豆芽煮约3分钟,再放入平菇条略煮2分钟,加盐调味,熟后淋入香油即可。

厨房小妙招 ———————————○

将平菇放在淡盐水中浸泡5分钟左右,然后用细软净布沿菇纹轻轻擦拭,最后在清水中漂洗一下即可。

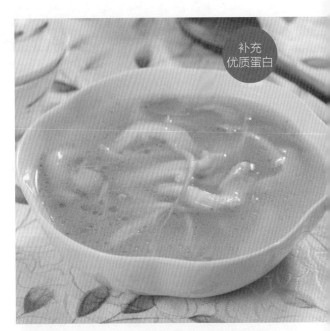

补充
优质蛋白

五彩虾仁粥

材料 大米100克,虾仁30克,胡萝卜丁、香菇丁、青菜末、南瓜丁各20克。

调料 葱末、姜末、盐、料酒、植物油各适量。

做法

① 将虾仁洗净,挑去虾线。大米淘洗干净,浸泡30分钟。

② 锅置火上,倒入适量植物油,投入葱末、姜末爆香,放入香菇丁、南瓜丁、胡萝卜丁煸熟。

③ 倒入清水、料酒煮沸,放入大米煮沸后用小火熬煮至黏稠,放入青菜末和虾仁煮5分钟,用盐调味即可。

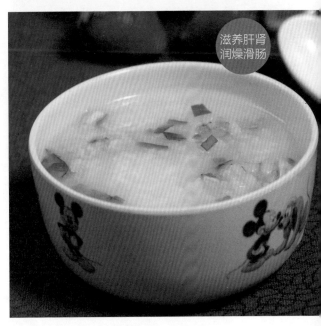

滋养肝肾
润燥滑肠

第4周 让胎宝宝安全地发育

保证全面合理的营养补充

在孕早期，胚胎各器官的形成发育需要各种营养素，包括蛋白质、脂肪、碳水化合物、矿物质、维生素和水，这一阶段要避免偏食。孕妈妈的饮食应满足胚胎对各种营养素的需要，还要考虑早孕反应的特点，照顾孕妈妈的独特口味。

孕妈妈要合理搭配食物，最好将果类蔬菜和叶类蔬菜搭配，根类蔬菜和叶类蔬菜搭配，红色、紫色或黄色蔬菜和绿色蔬菜搭配。

要多补充水

孕妈妈最好每天清晨空腹喝杯白开水或矿泉水，早餐要吃，并要保证质量。

专家指导

○ 富含优质蛋白质的食物有肉类、奶类、蛋类和鱼类等，这些食物应在孕妈妈的饮食中占适当比例。

可以喝些孕妇奶粉

怀孕是女性的一个特殊生理过程。一个微小的受精卵会在10个月内长成一个重3000～3500克的胎宝宝。孕妈妈需要储存50克钙，其中胎宝宝需要30克。孕妈妈如果摄入的钙量不足，胎宝宝会从孕妈妈的体内夺取来满足生长需要，这容易使孕妈妈血钙水平降低。

要想使孕妈妈保证充足的营养摄入，又能为胎宝宝健康成长提供必需的营养元素，同时还不能过量饮食，避免肥胖，喝孕妇奶粉是一种选择。

品质好的孕妇奶粉含有孕妇、产妇和胎宝必需的各种营养成分，如维生素和各种必需的微量元素等。每天喝一点孕妇奶粉，方便又有效。

宜喝的饮品

水是生命之源，是人体必需的六大营养素之一。孕妈妈对此要格外重视，可以从饮品或食物中来补充身体所需的水分。

白开水：孕妈妈饮用白开水是补充水分的主要方法。水经过煮沸消毒后干净卫生，有利于人体吸收，极少有副作用。孕妈妈要注意千万不能喝生水，防止发生腹泻或患感染性疾病。

矿泉水：矿泉水中含有许多矿物质，孕妈妈适宜经常饮用。

拒绝冷饮

冷饮对孕妈妈的肠胃不利。孕妈妈的肠胃对冷热的刺激非常敏感，喝冷饮容易使肠胃的血管突然收缩，胃液分泌减少，消化功能减弱，从而引起食欲不振、消化不良、腹泻等症状。此外，腹中的胎宝宝对冷刺激也很敏感，孕妈妈多吃冷饮会刺激到胎宝宝，使其躁动不安。

不要多服温热补品

孕妈妈容易出现水肿和高血压。一般来说，孕妈妈由于血容量明显增加，心脏负担加重，子宫颈、阴道壁和输卵管等部位的血管也处于扩张、充血状态，加上内分泌功能旺盛，分泌的醛固酮增加，容易导致水钠潴留而产生水肿、高血压等不良后果。

孕妈妈容易出现胃胀气、便秘。孕妈妈由于胃液分泌量减少，胃肠道功能有所减弱，容易出现食欲不振、胃部胀气和便秘的现象。

孕妈妈常服温热补品容易导致阴虚阳亢，造成气机失调、气盛阴耗、血热妄行，导致孕吐加剧、水肿、高血压、便秘等各种不良症状，甚至发生流产或死胎等。

因此，孕妈妈不宜长期或随意服用人参、鹿茸、桂圆、阿胶等温热补品。

一日食谱参考

餐次	用餐时间	推荐食谱
早餐	7：00～8：00	馒头1个 摊鸡蛋1份
加餐	10：00	酸奶150毫升
午餐	12：00～13：00	烙饼1份 冬瓜烩虾仁1份 猪肝炒菠菜1份 牡蛎豆腐汤1份
加餐	15：00	花生15颗
晚餐	18：00～19：00	豆角肉丁面1份 黑木耳炒黄花菜1份
加餐	21：00	苹果1个

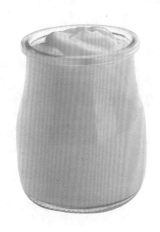

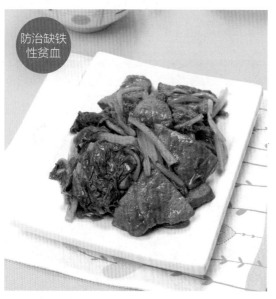

防治缺铁
性贫血

猪肝炒菠菜

材料 猪肝250克,菠菜150克。

材料 葱末、姜末、酱油、料酒、白糖、淀粉、植物油各适量。

做法

❶ 将猪肝洗净,放入水中,加几滴醋,浸泡2小时,捞起沥干水分,用刀切片,盛入碗中,加入淀粉拌匀。菠菜洗净,切段,焯水,沥干。

❷ 锅内倒油烧热,下入猪肝,用炒勺推散,滑透,到猪肝变色时捞出,放在漏网上将油沥干。

❸ 锅里留少许的油,把葱末、姜末炒香,放入猪肝片,加入酱油、料酒、白糖、菠菜,翻炒均匀后,用水淀粉勾芡,翻炒1分钟即可。

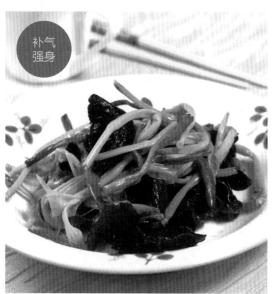

补气
强身

黑木耳炒黄花菜

材料 水发木耳(干木耳4朵)、水发黄花菜(干黄花菜30克)各适量,黄瓜1根。

调料 葱花、盐、植物油各适量。

做法

❶ 将水发木耳和水发黄花菜洗净。

❷ 黄瓜洗净,切片。

❸ 炒锅置火上烧热,倒入植物油,炒香葱花,放入择洗干净的木耳和黄花菜翻炒均匀。

❹ 淋入少许清水,烧至开锅后再烧3分钟,下入切好的黄瓜片炒熟,加盐调味即可。

冬瓜烩虾仁

材料 虾仁30克，冬瓜250克。

调料 葱花、花椒粉各适量，盐、香油各1克。

做法

① 虾仁洗净。冬瓜去皮及瓤，洗净，切块。

② 锅内倒入植物油烧至七成热，下葱花、花椒粉炒出香味，放入冬瓜块、虾仁和适量水烩熟，调入盐、香油即可。

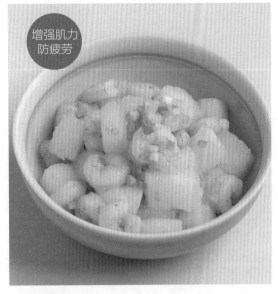

增强肌力
防疲劳

牡蛎豆腐汤

材料 净牡蛎肉150克，豆腐300克。

调料 胡椒粉、葱花各适量，盐2克。

做法

① 牡蛎肉沥干水分。豆腐洗净，切块待用。

② 锅中水烧开，放入牡蛎肉焯烫一下，捞起备用。

③ 另烧开一锅水，倒入豆腐块、盐、胡椒粉，放入牡蛎肉，煮至牡蛎肉熟，撒入葱花即可。

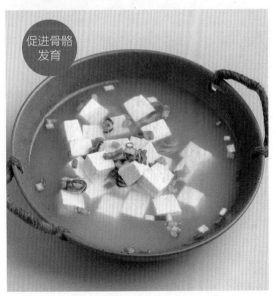

促进骨骼
发育

孕2月　合理安排日常饮食

胎宝宝和孕妈妈的情况

	孕妈妈的变化	胎宝宝的变化
第5周	○ 月经停止，出现恶心、疲惫及尿频等症状	○ 胎宝宝有了脉搏，脐带开始起到供给营养的作用 ○ 两条心脏主要血管开始收缩，脑部和脊柱开始形成
第6周	○ 孕吐、疲劳和尿频变得更加明显 ○ 偶尔会有乳房发痒并感到心口疼痛 ○ 排便习惯发生变化，会出现便秘和痔疮等不适	○ 眼部长出眼睑和晶状体，四肢的肢芽开始出现，可以区分出胎宝宝的头部、胃部和臀部了 ○ 肝、肺和心脏开始形成，血液循环开始运作了
第7周	○ 尽管大多有严重的孕吐症状，但一些孕妈妈还看不出怀孕的迹象 ○ 胸部的变化开始出现，乳头的颜色稍微变深，乳腺也变得发达起来了	○ 做B超检查时，能听到胎宝宝原始心管搏动的声音了 ○ 心脏变得饱满，大脑半球正在逐渐成形 ○ 眼珠开始发育并长出一个黑点
第8周	○ 子宫的体积不断增大，体重也有所增加 ○ 下腹部、肋部和腿部不时出现疼痛的感觉 ○ 乳腺发达，孕妈妈会感觉到胸部变得更加丰满了	○ 胎宝宝有了嗅觉，眼球里的色素含量增高，四肢变长 ○ 颈部开始发育，下肢的肢芽分化为大腿、小腿和小脚，上肢的肢芽分化为手、胳膊和肩膀

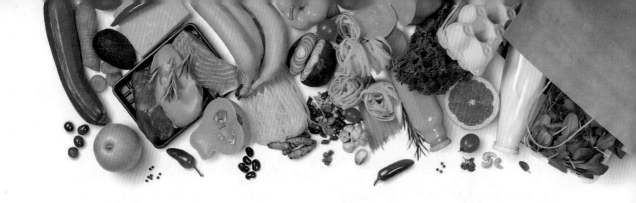

本月注意事项	饮食注意事项	适合在孕2月吃的食物
○ 不要随意吃药和营养品 ○ 孕吐严重时向医生咨询 ○ 确认是否有宫外孕（医学上称为异位妊娠）的情况	○ 选择可以预防或减轻孕吐、贫血等症状的食物 ○ 注意摄取充足的水分 ○ 均衡营养，避免发生营养不良或脱水等症状 ○ 食用维生素含量丰富的食物	○ 各种蔬菜水果，如番茄、胡萝卜、茄子、白菜、葡萄、橙子等 ○ 开胃健脾的食物，如苹果、鲈鱼、白萝卜、白菜、冬瓜、山药、红枣等
○ 第一次就诊时需要带上自己的病历，还要仔细告诉医生自己过去是否有自然流产、人工流产的经历，家族史如何，以及正在服用哪些药物等 ○ 及时补充水分，缓解便秘症状		○ 富含矿物质的食物，如枸杞子、杏仁等 ○ 富含钙的食物，如乳制品、绿色蔬菜和豆腐等 ○ 含锌量较高的食物，如海产品、肉类和牛奶等
○ 如需用药，要在医生的指导下进行 ○ 怀孕初期，流产的可能性很高，最好不要同房，如果同房要格外注意体位的选择		
○ 这段时间孕妈妈比较容易发生流产，应尽量避免搬运重物或做剧烈运动 ○ 胎宝宝正在形成脑及内脏，孕妈妈千万不要去照X线片		

营养指南：注意补充蛋白质和维生素

增加优质蛋白质的摄入

在怀孕的第5~8周，胎宝宝还不需要过多营养，孕妈妈保持正常饮食即可，可适当增加些优质蛋白质来满足胎宝宝的生长发育需要。

1 多吃能减轻呕吐的食物。如孕妈妈有轻微的恶心、呕吐现象，可多吃点烤面包、饼干、米粥等能减轻呕吐的食物。干性食品能减轻孕妈妈的恶心、呕吐，稀饭能补充因恶心、呕吐而失去的水分。

2 多吃富含淀粉的食物。淀粉类食物能提供必需的热量。

3 不必勉强吃脂肪类食物。由于早孕反应，有的孕妈妈会吃不下脂肪类食物，此时也不要勉强自己，可以通过吃豆类、蛋类、乳类食品等来补充脂肪。

孕妈妈宜多补充维生素E

维生素E又称生育酚，能有效预防流产，适宜在孕早期多食。富含维生素E的食物有杏仁、杏仁油、葵花籽、玉米油、核桃、棉籽油、花生油、小麦胚芽、榛子、花生、全麦面粉等，孕妈妈不妨适当多食上述食物。

专家指导

在孕5~8周，孕妈妈开始有烦躁不安、食欲较差等早孕反应，这时应多吃能健脾开胃、愉悦心情的食物，如苹果、糍粑、石榴、米汤、红豆汤、鸭蛋、鲈鱼、白菜、冬瓜、红枣等。此外，要多吃水果等来保证水分的摄入。

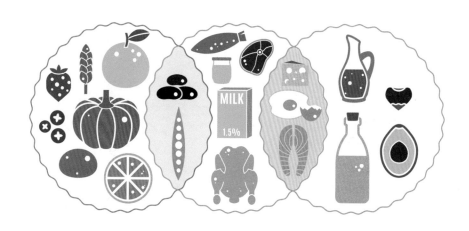

关键营养素：维生素C、维生素B₆

维生素C   提高人体免疫力

什么是维生素C

维生素C又称抗坏血酸，是人体必需营养素。它的主要功效是抗氧化，增强身体抵抗力，可防治普通感冒；还能促进切口愈合，加速产后恢复；可降低血液中的胆固醇含量，降低脑血栓的发病率。此外，维生素C有助于铁的吸收，对孕妈妈预防缺铁性贫血有益。对胎宝宝来说，维生素C不但能促进胎宝宝正常发育，提高智力，还能让宝宝拥有细腻白嫩的肌肤呢。

维生素C的来源

维生素C的主要来源是新鲜蔬菜和水果。水果中的酸枣、柑橘、草莓、猕猴桃等含量最高，蔬菜中柿子椒、菠菜、韭菜、豆芽及红、黄色辣椒的含量较高。

孕妈妈除了要多吃富含维生素C的新鲜果蔬以外，还要注意合理烹调，快炒和少加水可以减少维生素C的流失。只要正常吃这些食物，一般不会缺乏维生素C。

最佳摄入量

孕早期每日推荐摄入量为100毫克，孕中期和孕晚期均为130毫克。半个番石榴、90克花茎甘蓝、2个猕猴桃、150克草莓、1个柚子、150克菜花或250毫升鲜榨橙汁中的任何一种都能够满足孕妈妈一天的维生素C需求。

缺乏维生素C的危害

孕妈妈长期缺乏维生素C会导致坏血病、牙龈出血、牙齿松动、毛囊角化、骨质疏松等症状，还会影响胎宝宝的骨骼及牙齿发育，甚至引起胎膜早破、早产。

富含维生素C的食物（每100克可食部分）

食材	含量（毫克）	食材	含量（毫克）
菜花	69	甜菜	34
草莓	60	萝卜	24
橘子	49	番茄	23
柠檬	45		

什么是维生素B$_6$

维生素B$_6$是维生素B族的一种，它在蛋白质、脂质和碳水化合物代谢中发挥着关键作用，也是制造抗体和血红素的必要物质，参与免疫反应并维持免疫系统的正常功能。维生素B$_6$能调节中枢神经系统，有助于稳定孕妈妈的情绪，对怀孕期间的呕吐和恶心也有缓解作用。胎宝宝的神经系统发育也少不了维生素B$_6$的参与。

维生素B$_6$的来源

维生素B$_6$含量较高的动物性食品有白色肉类，比如鱼肉、鸡肉等，其次为牛肝、鸡肝、牛肉、猪肉、鱼、蟹、鸡蛋、牛奶等。

维生素B$_6$含量较高的植物性食品有葵花籽、花生、核桃、黄豆、扁豆、白菜、胡萝卜、菠菜、土豆、全麦粉、甜薯、香蕉、葡萄干、橘子等。

最佳摄入量

孕期每日的推荐摄入量为2.8毫克。

缺乏维生素B$_6$的危害

维生素B$_6$摄入量不足会使孕妈妈出现消化不良、便秘、内分泌失调，还容易引起孕妈妈超重，进而导致高脂血症、高血压、心脏病等疾病。

富含维生素B$_6$的食物（每100克可食部分）

食材	含量（毫克）	食材	含量（毫克）
酵母粉	3.67	鱼类	0.45
脱脂米糠	2.91	肉类	0.08~0.3
白米	2.79	蛋	0.25
胡萝卜	0.7		

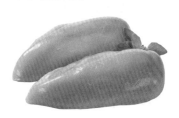
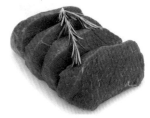
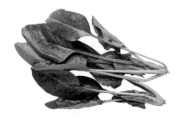

重点食材推荐：番茄、香蕉

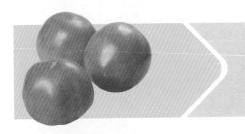

番茄
减轻早孕反应的"黄金果"

对孕妈妈的益处

预防妊娠斑和妊娠纹

番茄含胡萝卜素和维生素C，有消退色素沉着的功效，能帮助孕妈妈预防或减轻妊娠斑和妊娠纹，还能进一步美白肌肤，让孕妈妈的皮肤变得更加白皙。

健胃消食，润肠通便

番茄含苹果酸、柠檬酸等有机酸，能促使胃液对脂肪及蛋白质的消化，还能调节胃肠功能，防治胃肠疾病。番茄含有果酸及纤维素，有润肠通便的作用。

天然的抗氧化剂

番茄特有的番茄红素具有抗氧化能力，能清除自由基，保护视力，还能保持血管壁的弹性，预防心血管疾病的发生，并且有助于预防妊娠期高血压疾病。

最佳食用量及食用方法

以每次食用100～250克为宜。番茄容易被碰坏，应放入冰箱内保存。熟吃番茄比生吃更容易获得番茄红素。

食用须知

未成熟的番茄不宜食用，若不慎买到青番茄，可放在室内，在常温下待其慢慢成熟。

番茄性凉，患有急性肠胃炎、急性细菌性痢疾及脾胃虚寒的孕妈不宜食用。

不宜空腹吃番茄，否则容易引起胃胀痛。

番茄的加热时间不宜超过30分钟，因番茄红素遇光、热和氧气容易分解，失去保健作用。

营养巧搭配

番茄+鸡蛋=护肤、抗衰老

番茄中的维生素C具有抗氧化的作用，能加强维生素E的效果，与含有维生素E的鸡蛋一起食用，可以护肤、抗衰老、促进血液循环等。

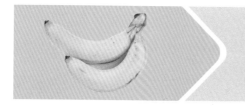

香蕉
润肠轻身的"快乐水果"

❥ 对孕妈妈的益处

润肠减肥

香蕉中含有丰富的膳食纤维，有清热解毒、生津润肠的功效，可以帮助孕妈妈防治便秘。尽管香蕉很甜，但热量却不太高，所以对防止孕妈妈体重增长过快相当有效。

减轻压力，放松心情

香蕉中含有一种可以帮助大脑产生5-羟色胺的氨基酸，5-羟色胺是一种"开心激素"，能帮助孕妈妈催生快乐心情。睡觉前吃香蕉还有镇静安神的作用。

香蕉是钾的极好来源

香蕉含有丰富的钾。每天吃一根香蕉，可以补充身体需要的钾，在帮助孕妈妈消除水肿的同时，还有助于稳定孕期血压，并保护孕妈妈的肠道。

❥ 最佳食用量及食用方法

香蕉可以鲜食，也可以做成香蕉泥、香蕉色拉，煮成香蕉粥或制作成其他多种美味的菜肴食用。香蕉虽好，但不宜过量食用，孕妈妈每天以吃1~2根为宜。

❥ 食用须知

香蕉最好作加餐食用。

胃酸过多的人不宜吃香蕉，胃痛、消化不良、腹泻、脾胃虚寒的人也应少吃。

香蕉含钾量较高，所以肾功能不佳的人不能吃香蕉。

❥ 营养巧搭配

香蕉＋牛奶=提高维生素B₁₂的吸收率

牛奶中含有一定量的维生素B_{12}，若与香蕉同食，香蕉中的叶酸可提高人体对维生素B_{12}的吸收率。

香蕉＋燕麦=提高5-羟色胺含量，改善睡眠

香蕉含有较多的维生素B_6，可帮助提高人体内的5-羟色胺含量；燕麦的谷皮也有助于提高人体内的5-羟色胺含量，可以改善睡眠状况。二者搭配，更有助于提高5-羟色胺含量，改善睡眠。

如何缓解孕期呕吐

孕期呕吐的症状

通常在怀孕第1~3个月，孕妈妈会出现恶心、呕吐、食欲不振的症状，这种症状会在早上起床或者闻到难闻的气味时加重。当孕早期结束时，也就是怀孕12周之后，孕期呕吐的症状通常会自行消失，食欲也会恢复正常。

孕期呕吐对孕妈妈和胎宝宝的影响

孕期呕吐症状一般都比较轻微，持续的时间也不长，虽然会暂时影响营养的吸收，但是在胚胎形成的孕早期，胎宝宝对营养素的需求量还不是特别大，孕妈妈还能吃一些食物，所以呕吐对孕妈妈和胎宝宝的影响不会很大。

但需要提醒孕妈妈的是，如果孕吐特别严重，比如呈持续性呕吐，甚至连喝水后都吐，闻到食物的味道就感到恶心，无法正常喝水和进食，那么就需要及时到医院就诊，补充液体和电解质，否则会大量丢失体内原有的营养素，导致身体快速消瘦，对胎宝宝也会造成不良影响。

缓解孕期呕吐的小方法

1 有早孕反应的孕妈妈，一般晨起呕吐严重，可以吃一点馒头、饼干、烧饼、面包片之类的固体食物来缓解孕吐。

2 维生素B族可以有效改善孕吐，其中维生素B_6有直接镇吐效果，维生素B_1可改善胃肠道功能，缓解早孕反应。

3 早孕反应厉害的孕妈妈可以每次减少进食量，把一日三餐改为每天吃5~6餐。

4 走一走、动一动能减轻早孕反应。到户外散步、做做孕妇瑜伽等，既能分散注意力，又能帮助改善恶心、倦怠等症状，而且心情也会变好，不会觉得孕期难熬。

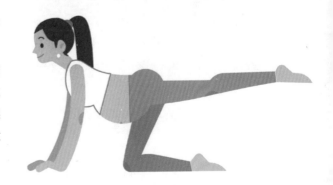

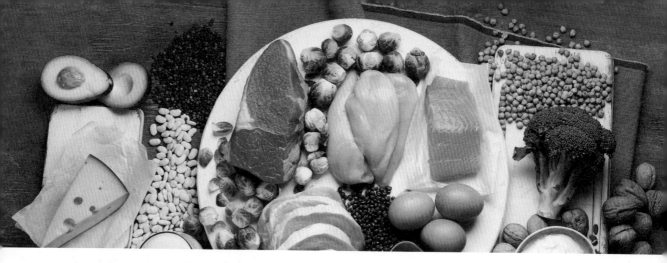

能缓解孕期呕吐的食物

种类	食物名称	功效解析
谷类	面包、麦麸饼干、馒头片、麦片、绿豆粥、大米粥、八宝粥、玉米粥、煮玉米、玉米饼	清淡，富含复合碳水化合物，易消化，不容易引发恶心呕吐
奶类	牛奶、酸奶、奶片	营养丰富，容易消化吸收
鱼类	清炖鱼、清蒸鲈鱼	以清炖、清蒸、水煮、水煎、爆炒等为烹调方法的菜肴味道清淡，不容易引起呕吐。不要采用红烧、油炸、油煎等令味道厚重的烹调方法
蔬菜	凉拌菜、素炒菜、炝凉菜、醋熘菜	各种新鲜蔬菜富含维生素，有助于减轻恶心的感觉
水果	柠檬、苹果、梨、香蕉、草莓、橙子、杨梅	可以做成水果色拉，也可以榨汁，尤其是柠檬汁，能增加胃酸，促进肠胃道蠕动和提高食欲，有助于食物的消化吸收，对缓解孕吐非常有效
坚果	花生、核桃、松子等	营养价值高
其他	姜汁	姜是缓解孕吐最有效的食物，如果感到恶心，可以含两片姜，或者在喝水或牛奶时冲入鲜姜汁

生姜胡萝卜羊肉粥

材料 羊肉、胡萝卜各50克，大米100克，姜末20克。

调料 葱末、陈皮各5克，盐适量。

做法

① 大米洗净，浸泡30分钟。羊肉、胡萝卜分别洗净后切丁。陈皮洗净。

② 锅内加水烧开，放入大米，大火煮开后转小火煮20分钟，加羊肉丁、陈皮、胡萝卜丁、姜末继续煮30分钟后，加盐调味，撒上葱末即可。

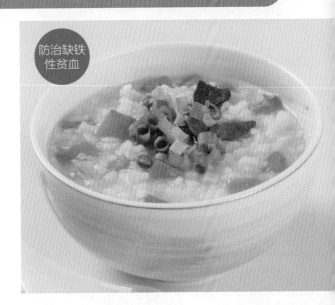

防治缺铁性贫血

西瓜柠檬汁

材料 西瓜瓤250克，柠檬汁适量。

调料 蜂蜜适量。

做法

① 西瓜瓤去籽，切小块，放入榨汁机中打成汁，倒入杯中。

② 杯中加入柠檬汁和适量蜂蜜调匀即可。

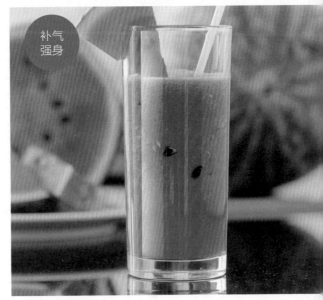

补气强身

第5周 蜷曲着身体的"小海马"

热量摄入与孕前持平，确保钙、磷、铁、锌的供给

孕妈妈热量的需求量随着妊娠过程中基础代谢的增加、胎宝宝和胎盘的生长发育、母体有关组织的增大及体重的增加而增加。孕早期基础代谢增加不明显，胚胎发育缓慢，母体体重、乳房发育变化很小，所以热量的摄入量只要与孕前持平能满足需要。

脂肪主要来源于动物油和植物油。植物油中的芝麻油、豆油、花生油、玉米油等既能提供热量，又能满足母体和胎宝宝对脂肪酸的需要，是食物烹调的理想用油。

孕妈妈不妨多吃一些富含淀粉的食物，能提供必需的热量。

无机盐对保证早期胚胎及胎儿器官的形成发育有重要作用。在怀孕的第9~10周，胎儿骨骼开始骨化，若钙和磷的摄入量不足会影响骨骼的发育。若铁的摄入量不足，容易造成妊娠期缺铁性贫血。母体若缺锌，容易影响胎儿的脑部发育。因此，从怀孕起，孕妈妈就要适当摄取含丰富钙、磷、铁、锌等的食物。

常备小零食，满足营养需要

在孕早期，孕妈妈应少食多餐，均衡营养。身边常备一些小零食，也是满足孕妈妈营养需要的保证。

核桃： 核桃能补脑健脑。此外，核桃富含磷脂，能增强细胞活力，提高机体抵抗力，促进造血和切口愈合。

花生： 花生中蛋白质的含量高达30%，且易被人体吸收。花生红衣有补血功能，孕妈妈最好带着花生红衣一起吃。

杏仁： 杏仁有降气、止咳、平喘、润肠通便的功效，对于预防孕期便秘有很好的作用。但一次性不宜食用过多。

榛子： 榛子中含不饱和脂肪酸，并富含磷、铁、钾等矿物质，还富含维生素A、维生素B_1、维生素B_2、叶酸等，常食有明目健脑的功效。

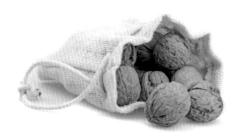

○ 孕 5 周，孕妈妈要保证充足的热量和优质蛋白的供给，三餐要多方面摄取营养。莴笋、大白菜、油菜等蔬菜可以提供多种维生素和矿物质，茄子富含铁，也可以多吃一些。加餐可以选择面包片、豆奶、水果等。

一日食谱参考

餐次	用餐时间	推荐食谱
早餐	7: 00~8: 00	玉米粥1份 肉包子2个
加餐	10: 00	牛奶250毫升
午餐	12: 00~13: 00	米饭1份 蒜蓉蒸茄子1份 银鱼煎蛋1份
加餐	15: 00	饼干4块
晚餐	18: 00~19: 00	饺子1份 大白菜炒鸡蛋1份
加餐	21: 00	八宝粥1份

推荐食谱

大白菜炒鸡蛋

材料 大白菜200克，鸡蛋2个。
调料 葱花、盐、植物油各适量。
做法

❶ 鸡蛋磕入碗中，打散。大白菜洗净，切块。

❷ 炒锅置火上烧热，倒入植物油，淋入鸡蛋液炒熟，盛出。

❸ 原锅倒入适量底油烧热，炒香葱花，放入大白菜片翻炒至熟，下入炒熟的鸡蛋，加盐翻炒均匀即可。

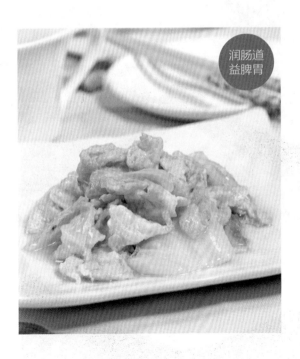

润肠道
益脾胃

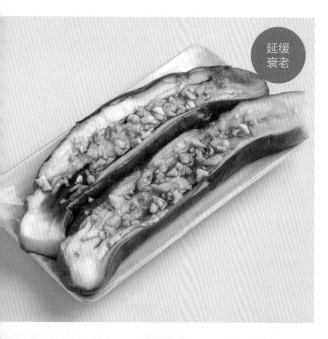

延缓
衰老

蒜蓉蒸茄子

材料 茄子400克，蒜蓉20克。

调料 盐、香油各适量。

做法

① 茄子洗净，从中间剖开，放入盘中。

② 锅内加少量油烧热，放入蒜蓉、盐炒香成蒜蓉汁。

③ 将蒜蓉汁浇淋在茄子上，放入蒸笼中，大火蒸制10分钟后取出，淋上香油即可。

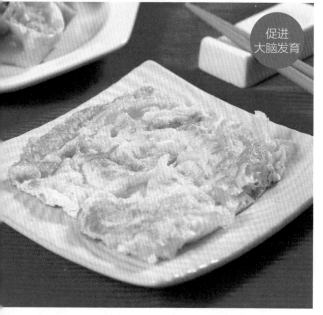

促进
大脑发育

银鱼煎蛋

材料 银鱼300克，鸡蛋5个。

调料 盐、葱末、料酒、胡椒粉、植物油各适量。

做法

① 鸡蛋磕入碗中，打散。银鱼去头，洗净，沥干，用盐、料酒、胡椒粉、葱末拌匀，腌渍。

② 炒锅置火上，倒油烧至六成热，放入银鱼炸熟，捞出，倒入蛋液内搅匀。

③ 炒锅上火，倒油烧热，将银鱼蛋液倒入锅内，煎至金黄色，烹入料酒翻炒均匀即可。

第6周 会轻微转动的"小蚕豆"

补充维生素B族，不必勉强吃脂肪类食物

维生素B族主要存在于谷类粮食中，但在经过加工的精米、精粉中，维生素B族的含量明显降低。因此，孕妈妈要多食标准米和标准粉，烹调过程中要避免维生素的损失。

做面食时少加碱或不加碱，淘米时不要过分搓洗，这样能减少维生素B族在烹调加工过程中的损失。

由于早孕反应，孕妈妈吃不下脂肪类食物也不要勉强自己，可以食用豆类、蛋类、乳类食品来补充。

多食富含维生素E的食物

维生素E又称生育酚，能有效预防流产，常见的富含维生素E的食物有杏仁、杏仁油、葵花籽、玉米油、核桃、棉籽油、花生油、小麦胚芽、榛子、花生、全麦面粉等。

要远离咖啡因

一般来说，在得知自己怀孕后，大部分孕妈妈都能自觉地远离烟酒，但在咖啡方面却比较含糊。虽然一天喝1杯淡咖啡也没有什么害处，但由于咖啡因会影响铁的吸收，长年累月会引起贫血，所以习惯于一天喝4杯浓咖啡的孕妈妈一定要有所节制。

此外，可乐中也含有咖啡因，被人体吸收后会引起兴奋或忧郁，使情绪起伏，这种情绪上的落差对孕妈妈和胎宝宝都是有害的。因此，爱喝可乐等碳酸饮料的孕妈妈现在就开始用橘子汁来代替吧。

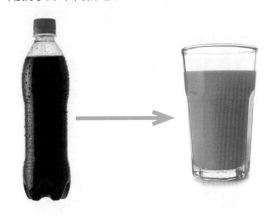

一日食谱参考

餐次	用餐时间	推荐食谱
早餐	7：00~8：00	红薯粥1份 鸡蛋1个 干炸小黄鱼1份
加餐	10：00	萨其马1份
午餐	12：00~13：00	番茄鸡蛋面1份 香干拌芹菜1份 剁椒酸菜鱼头1份
加餐	15：00	苹果1个
晚餐	18：00~19：00	米饭1份 鸡蛋豆腐汤1份 红烧鸡块1份
加餐	21：00	牛奶250毫升

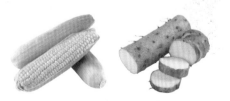

推荐食谱

剁椒酸菜鱼头

材料 鱼头400克，酸菜末50克，剁椒适量。

调料 姜片、蒜粒、葱末、料酒、盐、胡椒粉、植物油、香油、高汤各适量。

做法

① 鱼头去鳞，除鳃，洗净，用料酒、盐、胡椒粉腌渍10分钟。

② 锅内倒油烧热，下剁椒、酸菜末翻炒，炒香姜片、蒜粒，倒入高汤煮沸，下鱼头中火煮熟，放香油、胡椒粉稍煮，撒上葱末即可。

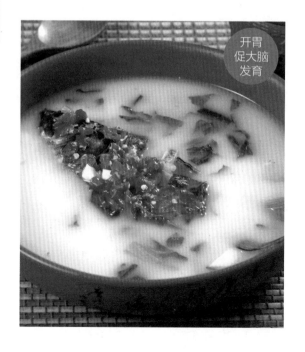

开胃
促大脑
发育

鸡蛋豆腐汤

材料 鸡蛋1个，嫩豆腐200克，火腿肠30克，
番茄、油菜各50克。

调料 高汤、盐、香油各适量。

做法

❶ 豆腐洗净切块，火腿肠切片，番茄洗净切
块，油菜洗净切段，鸡蛋打成蛋液。

❷ 锅置火上，注入高汤烧开，放入豆腐块、油
菜段略煮，均匀淋入鸡蛋液搅散，再次煮开
后加入火腿肠片、番茄块，煮熟后加盐、香
油调味即可。

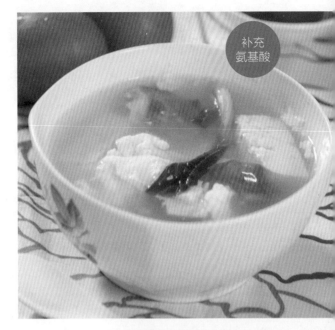

补充
氨基酸

干炸小黄鱼

材料 小黄鱼350克。

调料 盐、料酒、葱姜汁、花椒、面粉、植物
油、花椒盐各适量。

做法

❶ 小黄鱼去内脏，清洗干净，放盐、料酒、葱
姜汁、花椒腌渍2小时，拣去花椒，放入干
面粉盆中，裹匀待用。

❷ 锅内倒油烧至六七成热，逐个下入裹上面粉
的小黄鱼炸至金黄色，捞出，待油温升至八
成热时，放入小黄鱼复炸，使之焦脆，蘸食
花椒盐即可。

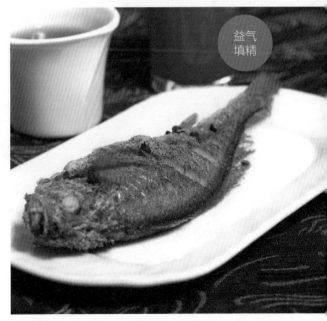

益气
填精

第7周　开始有心跳的大头娃娃

不要喝含酒精的饮料，并预防腹泻和便秘

长期饮酒或喝含酒精的饮料会影响母体健康和胎宝宝的发育。孕妈妈不宜经常饮用蒸馏酒或发酵酒，可以适量饮用不含酒精的饮料，如汽水、橘子汁、果子露、酸梅汤、茶等。

孕妈妈在怀孕期间消化功能降低，抵抗力减弱，容易发生腹泻或便秘。腹泻不仅会损失营养素，还会因肠蠕动亢进而刺激子宫，甚至引起流产。因此，应常食新鲜卫生、易消化的食物。便秘时应多食纤维素含量高的蔬果、薯类食物。多补充水分也能预防便秘。

不要过量食肉

研究发现，孕妈妈如果在孕期吃大量肉类而很少吃水果，胎宝宝发生唇裂或腭裂的风险会增加一倍。

研究者通过对母体的分析发现，摄取大量肉类、比萨饼、豆类及土豆，而摄取水果较少，会增加新生儿唇腭裂的发病率。而健康的饮食，即摄取食物类型丰富，营养均衡，包括食用鱼类、大蒜、坚果、蔬菜等，可降低新生儿唇腭裂的发病率。

因此，孕妈妈一定要注意营养均衡。

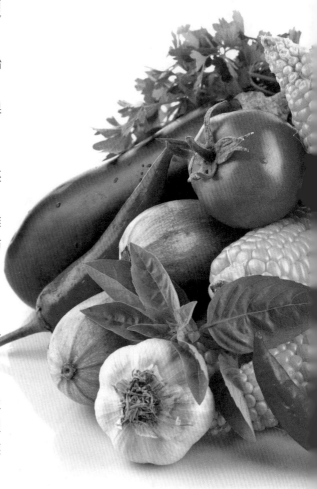

尽量少吃油条

　　做油条时需要加入一定量的明矾，而明矾是一种含铝的无机物，食用过量对人的大脑极为不利。如果孕妈妈每天吃两根油条，就约等于吃进了3克明矾，这样蓄积起来，摄入的铝的量是惊人的。这些明矾中的铝通过胎盘进入胎宝宝的大脑，容易造成胎宝宝大脑发育障碍，增加出现智力低下的概率。

一日食谱参考

餐次	用餐时间	推荐食谱
早餐	7：00~8：00	全麦面包2片 凉拌菜1份
加餐	10：00	牛奶250毫升
午餐	12：00~13：00	米饭1份 韭菜炒鸭肝1份 豆芽椒丝1份
加餐	15：00	黑芝麻糊1份
晚餐	18：00~19：00	扁豆焖面1份 香菇肉片1份 西芹百合1份 牡蛎豆腐汤1份
加餐	21：00	火龙果1个

豆芽椒丝

材料　绿豆芽200克，柿子椒50克。
调料　白糖、盐、香油各适量。
做法

① 绿豆芽择洗干净，入沸水中焯透，捞出，沥干水分，晾凉。柿子椒洗净，去蒂除籽，切丝。

② 取盘，放入绿豆芽和柿子椒丝，用白糖、盐和香油调味即可。

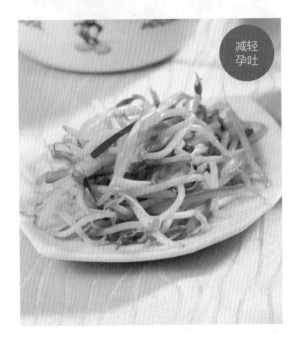

减轻
孕吐

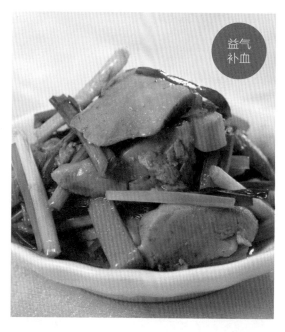

益气
补血

韭菜炒鸭肝

材料 鸭肝400克，韭菜200克，胡萝卜
75克。

调料 酱油、料酒、胡椒粉、植物油各适量。

做法

① 胡萝卜洗净，切长条。韭菜洗净，切段。鸭
肝洗净，切片，沸水焯烫，沥干，用酱油、
料酒腌渍。

② 炒锅置火上，倒油烧热，放入鸭肝煸熟，盛
出待用。

③ 锅留底油烧热，倒入胡萝卜条和鸭肝翻炒，
放入韭菜段翻炒片刻，加入胡椒粉略炒即可。

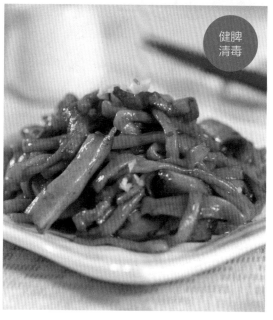

健脾
清毒

扁豆焖面

材料 猪五花肉100克，扁豆250克，切面
500克。

调料 高汤300克，姜末、蒜末、酱油、盐、
料酒各适量。

做法

① 猪五花肉洗净，切片。扁豆择洗干净，切
段。面条放入蒸锅中蒸10分钟，取出。

② 锅内倒油烧至三成热，放入姜末、肉片、
料酒炒出香味，倒入扁豆炒匀，再加入酱
油、高汤。

③ 焖至高汤还有一半时加入盐及蒸好的面条，
小火焖5分钟，待面条入味后，用筷子拨
散，出锅前放入蒜末即可。

第8周 可以在羊水中游泳了

吃些能预防呕吐的食物

如果孕妈妈有轻微恶心、呕吐现象，可以多吃点烤面包、饼干、米粥等能减轻呕吐的食物。干性食品能减轻孕妈妈恶心、呕吐的症状，稀饭能补充因恶心、呕吐而失去的水分。为了克服孕吐，孕妈妈可以在床边准备一杯水、一片面包、一小块水果、几粒花生米，少量进食能帮助抑制恶心。

怀孕前3个月平均每月体重增长1~2千克，如果孕吐严重不能正常进食，要想办法保证营养的摄入，但不能想当然地认为自己应该大量进食，以体重的变化来求证胎宝宝的健康是不可取的。

不要过食酸味食物

不少孕妈妈早孕反应比较重，会通过吃酸味食物来调节，但一定要注意不宜多吃，尤其要少吃酸菜、泡菜类，以免食物不清洁或不新鲜而影响健康。

孕妈妈可以改食无害的天然酸性食物，如番茄、樱桃、杨梅、石榴、海棠果、橘子、草莓、酸枣、葡萄等。

素食孕妈妈要多摄入磷脂

饮食中的磷脂主要存在于蛋黄、大豆、动物肝脏等食物中，很多素食孕妈妈对这类食物的摄取不足，这样就很难保证胎宝宝中枢神经系统的完善发育，所以素食孕妈妈至少要吃一些含有磷脂的大豆、花生等，以保证磷脂的摄入。素食孕妈妈在怀孕期间要注意充分摄入各种类型的营养素。

要避开致畸因素

孕2月是胎宝宝生长发育的关键时期，神经系统、内脏、五官、四肢等，都会在这个月内形成雏形。孕妈妈要避免化学、物理、生物因素等可能致畸的因素，比如不要用有机溶剂去污和洗手，不要染发及烫发，看电视时要与电视保持一定距离，时间控制在2小时以内，使用手机接听电话时最好改用免提，不要将手机线放在腹部等处，让胎宝宝安全地度过生长发育的关键时期。

一日食谱参考

餐次	用餐时间	推荐食谱
早餐	7：00~8：00	手抓饼1份 鸡蛋1个
加餐	10：00	腰果10颗
午餐	12：00~13：00	扬州炒饭1份 糖醋排骨1份 炒土豆丝1份 洋葱丝瓜1份
加餐	15：00	桃子1个
晚餐	18：00~19：00	牛奶馒头1份 拌豆腐丝黄瓜丝1份
加餐	21：00	牛奶250毫升

专家解惑

Q 我这段时间老是喜欢吃酸的食物，为什么会这样？

A 这是因为受精卵在子宫腔内着床后体内就开始分泌一种物质，这种物质能抑制胃酸分泌，使消化液的活性大大降低，这会影响孕妈妈的正常消化功能，孕妈妈就会出现恶心、呕吐和食欲不振等症状，这时吃点酸性食物能刺激胃酸分泌，提高消化液的活性，帮助消化，提高食欲。

推荐食谱

洋葱丝瓜汤

材料 丝瓜300克，洋葱100克。

调料 植物油、盐、白糖、水淀粉、高汤、香油各适量。

做法

① 将丝瓜洗净，去蒂去皮，切条。洋葱洗净，去老皮，切丝。

② 锅置火上，倒入植物油烧热，放入丝瓜条和洋葱丝翻炒几下，加适量高汤烧至丝瓜熟透，加入盐、白糖调味，用水淀粉勾芡，淋入香油即可。

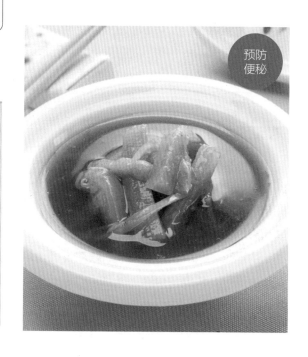

预防便秘

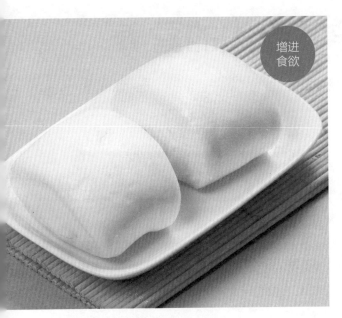

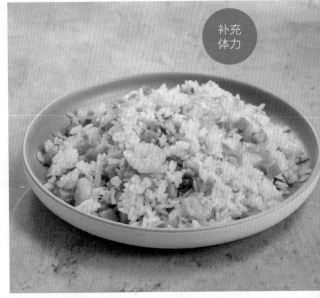

增进
食欲

补充
体力

牛奶馒头

材料 面粉250克，活性干酵母2.5克，鲜牛奶100克。

调料 白糖适量。

做法

1. 酵母中加温水搅匀。

2. 面粉过筛，放在大碗内，加白糖、鲜牛奶及酵母水，和成面团揉透后用湿布盖好，放在约30℃的地方，静置发酵半小时。

3. 将起发的面团揉匀，再用擀面杖反复擀压三四次，最后擀成长30厘米、宽20厘米的长方形，卷成直径约3厘米的圆卷，切成微型馒头，摆入蒸笼中，保持30℃左右的温度，再静置半小时，待馒头生坯的体积膨胀至原来的1.5倍后即可用大火蒸熟。

扬州炒饭

材料 米饭150克，净虾仁50克，火腿丁20克，豌豆10克，鸡蛋1个。

调料 葱末5克，盐、淀粉各3克，料酒、胡椒粉各适量。

做法

1. 分离鸡蛋的蛋清和蛋黄，将蛋黄打散。净虾仁加蛋清、料酒、盐、淀粉拌匀，放油锅中滑熟，盛出，控油。

2. 净锅倒油烧热，倒入蛋黄液拌炒，加葱末炒香，放入米饭、火腿丁、净虾仁、豌豆翻炒，加盐、胡椒粉翻炒均匀即可。

孕3月　补充孕吐流失的营养

胎宝宝和孕妈妈的情况

	孕妈妈的变化	胎宝宝的变化
第9周	○ 腰部开始变粗，子宫长到了葡萄柚大小 ○ 乳房下部有可能会出现静脉曲张的情况	○ 视网膜的神经细胞开始生成，面部肌肉和上嘴唇也进入了发育阶段 ○ 长出了手指和脚趾，连接头和躯干的颈部变得清晰可见
第10周	○ 腹部的变化逐渐开始出现 ○ 乳房的重量有一定程度的增加	○ 双眼逐渐向脸部中央移动，肠胃也到达其最终的位置上 ○ 女宝宝长出了阴蒂，卵巢也慢慢开始成长
第11周	○ 子宫几乎占据了骨盆，下腹部耻骨以上发生感觉上的变化 ○ 随着血液供给量的上升，可以观察到乳房附近的静脉呈青色	○ 颌部逐渐形成，颈部长度增加，外生殖器也变得十分明显了 ○ 肝、肾、肠道、脑、肺等重要器官完全形成并开始工作，也形成了毛囊
第12周	○ 由于产生了羊水，身体的重量进一步增加，肋部、臀部和腿部逐渐变得丰满 ○ 乳房继续增大，可能有长时间的疼痛感，在重量增加的同时也变得柔软起来	○ 软骨组织进一步成形 ○ 随着内生殖器的生长，已经能分辨出宝宝的性别了

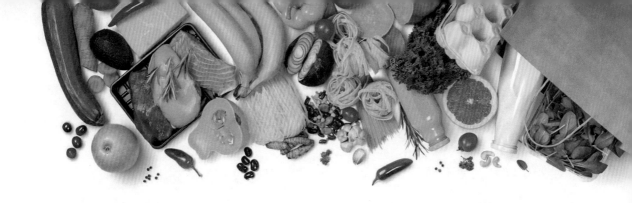

本月注意事项	饮食注意事项	适合在孕3月吃的食物
○ 充分摄取各种蔬菜和水果，注意摄入足够的铁、纤维素和叶酸 ○ 避免洗热水浴和桑拿，还要防止电磁波等因素对胎儿造成伤害	○ 多吃一些能帮助心脏和脑部发育的食物 ○ 食用富含叶酸的菠菜和生菜 ○ 避免发生营养不良和脱水等情况 ○ 摄取高蛋白和铁元素含量充足的食物，对宝宝的脑部发育至关重要 ○ 多食富含纤维素的食物，以预防便秘	○ 富含纤维素的食物，如芹菜、韭菜、菠菜、豆角、豆芽、胡萝卜等 ○ 富含蛋白质的食物，如牛奶、蛋类、肉类、豆制品等 ○ 富含铁元素的食物，如海带、紫菜、黑木耳、牛肉、猪肝、蛋黄等
○ 多摄取低脂肪肉类、鱼类、鸡蛋和坚果来补充蛋白质 ○ 坚持适量运动和均衡饮食		
○ 通过B超检查能得知胎宝宝的大小和发育速度 ○ 如果胎盘存在异常，通过B超检查就能发现		
○ 在生活中要防止发生跌倒和受伤等意外 ○ 注意控制体重，减慢增长速度，保证铁和钙的摄入量		

营养指南：全面补充营养

◈ 孕妈妈饮食注意事项

在怀孕的第9～12周，胎宝宝进入快速生长发育期，孕妈妈的营养补充非常关键。

1 孕妈妈宜多食枸杞子、杏仁等，它们富含钙、磷、钾、锌等，不仅能补充矿物质，还能增强孕妈妈和胎宝宝的免疫力。

2 在孕9～12周，早孕反应还是很强烈的，孕妈妈的膳食最好以清淡、易消化吸收为原则，可食用一定量的粗粮，如小米、玉米、红薯等。

3 尽量选择自己喜欢的食物，不要刻意多吃或少吃什么。少食多餐，能吃就吃，进食的喜好有所改变也不要担心。

4 孕妈妈如因早孕反应严重而影响了正常进食，可在医生的建议下适当补充复合维生素片。同时，在有胃口的时候可多补充些奶类、蛋类、豆类食物，以保证蛋白质的摄入量。

◈ 孕妈妈营养补充小窍门

孕妈妈为了胎宝宝的健康成长，要特别注意补充营养。但补充营养并不是盲目进食，要注意以下6个方面。

1 不要过量增加主食，适当增加副食的种类和数量，尤其要注意摄入足够的蛋白质。

2 饮食多样化，避免挑食、偏食，营养均衡全面。

3 饮食要根据孕妈妈的具体情况，因时、因地安排，满足每位孕妈妈的不同需求。

4 多食新鲜蔬果。

5 孕妈妈如常吃精米、精面，应多补充维生素B族，而常吃杂粮和粗粮的孕妈妈则不用刻意补充了。

6 孕妈妈如不喜欢吃肉、蛋、乳制品，容易缺乏优质蛋白质，可以通过多吃豆类食物来补充。

关键营养素：镁、维生素A

镁　　　　促进胎宝宝骨骼生长

什么是镁

镁是人体必需的一种矿物质元素，主要存在于人体的细胞中。它是人体中多种酶的激活剂，能催化和激活300多种酶，能对碳水化合物、蛋白质、脂肪代谢起到重要的调节作用。它还是人体骨骼的构成成分之一，能促进骨骼生长和维持骨骼的正常功能。

镁的来源

很多食物都含有镁，如蔬菜中的油菜、茄子、萝卜等，水果中的葡萄、香蕉、橘子等，谷物中的糙米、小米、玉米等，豆类中的黄豆、蚕豆、豌豆等，水产品中的紫菜、海参、鲍鱼、墨鱼等，还有松子、榛子、西瓜子中也含有丰富的镁。不过脂肪类食物、富强面粉、白糖等食物中含镁量较低。

最佳摄入量

一般一个成年人每天需要摄入350毫克的镁，而孕妇及哺乳期女性需要摄入400毫克。

缺乏镁的危害

孕妈妈如果缺镁，就会出现情绪不安、易激动等表现，容易导致高血压、水肿、蛋白尿等情况，严重时还会发生昏迷、抽搐等，这对胎儿的正常发育十分不利。

富含镁的食物（每100克可食部分）

食材	含量（毫克）	食材	含量（毫克）
紫菜	460	豌豆	118
燕麦	177	花生	178
小米	107	虾米	236
黄豆	199		

维生素A 帮助孕妈妈调节免疫力

什么是维生素A

维生素A又被称为眼睛的维生素，与感受光线明暗强弱的视紫质的形成有着密切关系。维生素A对肌肤、头发、鼻子、嘴、骨骼、牙齿的健康有保护作用，还能促进产妇产后乳汁分泌，同时还有助于甲状腺功能的调节。

维生素A的来源

人类从食物中获取的维生素A主要有两类，一类是维生素A原，即胡萝卜素，主要存在于深绿色或红黄色蔬菜和水果等植物性食物中，如菠菜、胡萝卜、番茄、柿子椒、玉米、南瓜、杏、柿子等；另一类是来自动物性食物中的维生素A，多数存在于动物肝脏、鱼肝油、鱼子和禽蛋中。

最佳摄入量

孕早期维生素A的日摄入量以800微克为宜，孕中期和孕晚期以900微克为宜，80克鳗鱼、25克鸡肝、125克胡萝卜、125克皱叶甘蓝或200克金枪鱼中选择任何一种，就能满足孕妈妈的每日所需。千万不要过量摄入，否则会引起维生素A过多症，又称维生素A中毒，对胎宝宝也有致畸作用。

缺乏维生素A的危害

孕妈妈缺乏维生素A表现为暗适应能力下降，抵抗力下降，味觉、嗅觉减弱，食欲降低，皮肤出现粗糙、干燥等变化。胎宝宝会出现发育不全、生长迟缓的现象，甚至发生流产。

富含维生素A的食物（每100克可食部分）

食材	含量（微克）	食材	含量（微克）
鸡肝	10414	西蓝花	1202
猪肝	4972	奶油	297
芒果	150	胡萝卜	688
韭菜	235		

重点食物推荐：豆浆、小米

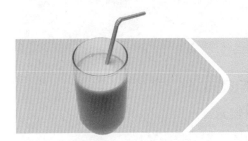

豆浆
促进胎宝宝骨骼和牙齿发育的
"植物奶"

⟩ 对孕妈妈和胎宝宝的益处

促进胎宝宝骨骼和牙齿的形成

孕3月以后的胎宝宝，骨骼和牙齿迅速钙化，对钙的需求会急剧增加，常喝豆浆恰好能满足胎宝宝的营养需求。

预防多种疾病的发生

豆浆含有大量纤维素，能有效地阻止糖的过量吸收，因而能预防糖尿病；豆浆中所含的豆固醇和钾、镁能帮助孕妈妈控制体内钠的含量，降低胆固醇含量，进而有效防治妊娠期高血压疾病和冠心病。

排毒养颜

豆浆中的大豆膳食纤维可以促进双歧杆菌的生长，有助于维护肠道健康，排毒养颜，而且豆浆中还含有一种牛奶所没有的植物雌激素——大豆异黄酮，该物质可调节女性内分泌系统的功能，延缓皮肤衰老，润肤美白，达到美容养颜的目的。

⟩ 最佳饮用量及饮用方法

以每次饮用250毫升为宜，最好在饭前喝，排毒效果更佳。

不要喝没有煮熟的豆浆，豆浆必须用大火煮开，煮沸后改小火继续加热5分钟左右，待泡沫完全消失，方能让生豆浆里的有害物质彻底挥发掉。

饮豆浆的同时吃些面包、馒头等淀粉类食物，能使豆浆中的营养物质被充分吸收。

⟩ 饮用须知

不宜用保温瓶装豆浆，否则瓶内细菌会大量繁殖，4小时内就能使豆浆酸败变质。

⟩ 营养搭配要注意

豆浆+红糖=不容易被人体吸收

红糖里面有多种有机酸，它们会和豆浆里的蛋白酶结合从而不容易被人体吸收，使用白糖就不会有这种现象。

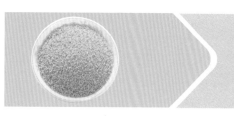

小米
滋阴养血的"小珍珠"

对孕妈妈的益处

健脾止呕

小米具有健脾和中、益肾气、清虚热、利小便、止烦渴的功效，是治疗孕妈妈脾胃虚弱、食欲不振、呕吐、反胃等的良品。

安胎益肾

小米有养肾安胎的作用，其富含的维生素B族可以预防神经炎，促进胎宝宝的发育，防治习惯性流产。

滋阴养血

小米具有滋阴养血的功能，可以使虚寒的体质得到调养，帮助孕产妇恢复体力。

促进乳汁分泌

小米中的维生素B族能促进乳汁分泌，孕妈妈多吃小米可以为产后泌乳做好准备。

最佳食用量及食用方法

以每餐食用60克为宜。

小米可以做成饭、粥等主食，还可以磨粉后做成各类糕饼。小米中氨基酸的组成并不理想，所以最好和大豆或肉类食物混合食用，以提高小米中蛋白质的利用率，弥补小米的不足。

食用须知

产后不宜以小米为唯一主食，应注意搭配，以免缺乏营养。

小米粥不宜太稀，淘米时不要用手反复搓洗，也不要长时间浸泡或用热水淘洗。

营养巧搭配

小米+肉类=补充赖氨酸

小米宜与肉类搭配在一起食用，因为小米中缺乏赖氨酸，而肉类中富含赖氨酸，可弥补小米中缺乏赖氨酸的不足。

小米+黄豆=护肤、护眼

小米中的类胡萝卜素在维生素A缺乏时可转化成维生素A，与黄豆中的大豆异黄酮发生作用，可以保护皮肤，对视力也有好处。

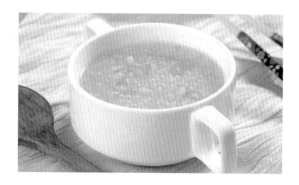

如何缓解妊娠水肿

妊娠水肿的症状

在整个怀孕过程中，体液会增加6~8升，其中4~6升为细胞外液，它们停留在组织中会造成水肿。据调查，大约有75%的孕妈妈在怀孕期间曾经出现过水肿。

脚掌、脚踝、小腿是最常出现水肿的部位，有时候甚至脸部也会出现轻微的肿胀。这种水肿一般在经过一段时间休息后能够消退，早晨轻、晚间重。怀孕七八个月后，症状会进一步加重，如果又碰上天热，肿胀就会更加明显。

对孕妈妈和胎宝宝的影响

轻微水肿是正常现象，但如果下肢水肿休息6小时以上仍不能消退，而且逐渐向上发展，就不是正常现象了，如果伴随高血压及蛋白尿，那孕妈妈就有罹患"子痫前期"的危险，必须做好产检并与医生充分配合进行治疗。

缓解妊娠水肿的小方法

1 怀孕后要尽量控制盐的摄入，每天摄入量控制在6克以下。

2 不吃烟熏食物，如牛肉干、猪肉脯、鱿鱼丝等；不吃腌制的食物，如泡菜、咸蛋、咸菜、咸鱼等；不要吃难消化、易胀气的食物，如油炸的糯米糕、红薯、洋葱、土豆等，以免加重水肿。

3 避免久坐或久站，常常走一走、动一动，以增加下肢血流。尽可能经常把双脚抬高、放平，坐着工作时在脚下垫个矮凳。

4 穿能让肿胀的脚感到舒适的鞋子，不要穿会压迫脚踝及小腿的有松紧带的袜子。

缓解妊娠水肿的食物

食物类型	食物名称
富含蛋白质的食物	畜肉、禽肉、鱼、虾、蛋、奶、豆类食物等
富含钾的食物	香蕉、梨等新鲜水果
富含维生素C的食物	柠檬、草莓等水果和各种绿叶蔬菜
富含维生素B_1的食物	猪肉、花生等
利尿消肿的食物	红豆、冬瓜等

第9周　小尾巴消失了

愉快进餐，多吃枸杞子、杏仁等食物

孕妈妈进餐时最好能保持愉快的心情，温馨的进餐氛围能帮助增进食欲，同时要保证就餐时不被干扰。

枸杞子、杏仁都含有钙、磷、钾、锌等矿物质，孕妈妈适宜多食，不仅能补充矿物质，还能增强机体的免疫力。

能促进母婴健康的食物

种类	功效解析
蜂蜜	促进睡眠，预防便秘
黄豆芽	富含蛋白质，促进胎宝宝组织器官发育，蛋白质还可在孕妈妈体内储备，以供分娩时消耗和泌乳使用
果蔬	富含维生素C，适量食用能预防先兆子痫
鱼类	富含DHA，能促进胎宝宝脑细胞的生长发育
冬瓜	性寒味甘，水分丰富，能止渴利尿，和鲫鱼一起熬汤能减轻下肢水肿
西瓜	可清热解毒、利尿消肿，常食能增加孕妈妈尿量，排出体内多余水分，帮助消除下肢水肿
海带和碘盐	富含碘，能帮助体内甲状腺素的合成，促进胎宝宝脑部发育，让胎宝宝更聪明
苹果	富含锌，能有效促进脑部发育并预防胎宝宝畸形
鸡蛋	所含的营养成分全面而均衡，尤其是蛋黄中的胆碱，对胎宝宝的大脑发育非常有益，能帮助孕妈妈保持良好的记忆力
芹菜	帮助孕妈妈控制血压，防治妊娠期高血压疾病

不要吃容易引起过敏的食物

孕妈妈如果吃了会引起过敏的食物，不仅会导致流产，还有可能导致胎宝宝畸形。

1 在以前的饮食中如果发现对某种食物过敏，孕期最好不要食用。

2 在吃了某种食物后，如出现全身发痒、起荨麻疹、心慌、气喘、腹痛、腹泻等，就要将该食物列入禁食名单。

一日食谱参考

餐次	用餐时间	推荐食谱
早餐	7：00~8：00	大米粥1份 花卷1个 鸡蛋1个
加餐	10：00	猕猴桃1个
午餐	12：00~13：00	米饭1份 拌萝卜丝1份 栗子焖仔鸡1份 酸辣猪血豆腐汤1份
加餐	15：00	威化饼2块 橘汁1杯
晚餐	18：00~19：00	米饭1份 蚝油生菜1份 清蒸鱼1份 海米菠菜汤1份
加餐	21：00	牛奶250毫升

拌萝卜丝

材料 白萝卜300克，胡萝卜50克。

调料 葱丝、姜丝、酱油、盐、醋、白糖各适量。

做法

❶ 萝卜洗净，放入淡盐水中浸泡一会儿，捞出洗去盐分，切丝。

❷ 将萝卜丝放入盆中，加入葱丝、姜丝，调入酱油、盐、醋、白糖拌匀即可。

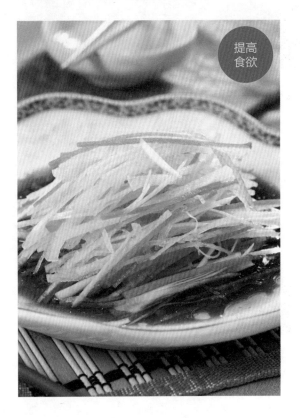

提高食欲

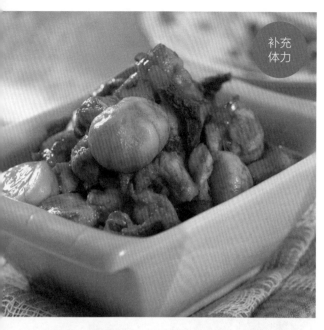

補充
體力

栗子焖仔鸡

材料 净仔鸡1只（约800克），生栗子100克。

调料 葱花、姜片、胡椒粉、酱油、料酒、白糖、盐、植物油各适量。

做法

❶ 净仔鸡洗净，斩块，入沸水中焯透，捞出。生栗子洗净，煮熟，取肉。

❷ 炒锅放火上，倒入适量植物油烧至七成热，加葱花、姜片和胡椒粉炒香。

❸ 倒入鸡块和栗子肉翻炒均匀，加酱油、料酒、白糖和适量清水大火煮沸，转小火焖至鸡块熟透，用盐调味即可。

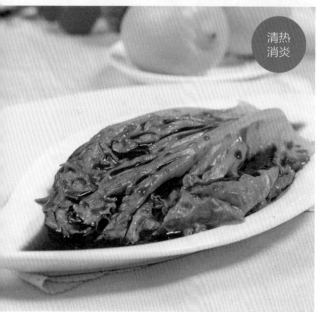

清热
消炎

蚝油生菜

材料 生菜250克。

调料 蚝油、盐、鲜汤、水淀粉、植物油各适量。

做法

❶ 生菜洗净，沥干水分。

❷ 锅置火上，倒入清水，加一半的盐，烧沸后放入生菜焯一下，捞出。

❸ 锅复置火上，放油烧热，加入蚝油、鲜汤、生菜翻炒，加剩余的盐调味，用水淀粉勾芡即可。

第10周　大脑高速发育

饮食要清淡

在早孕反应强烈的孕3月，孕妈妈的膳食最好以清淡、易消化吸收为原则，可以食用一定量的粗粮，如小米、玉米、红薯等。

孕妈妈想吃厚味食物时，可以选择红肉烹制；想吃清淡的就选择鱼、虾等清蒸、清炒；如果什么肉都吃不下去，可以选择口蘑、鸡腿菇等菌类，来补充蛋白质和必需的氨基酸。

每天不要吃太多鸡蛋

鸡蛋的营养成分特别适合胎宝宝生长发育的需要。鸡蛋中含有各种必需氨基酸，是常见食物中蛋白质较优的种类之一。一个中等大小的鸡蛋与200毫升牛奶的营养价值相当，不仅有益于胎宝宝的大脑发育，而且能提高孕妈妈产后的母乳质量。但是，鸡蛋多吃不利于消化，建议每天食用1~2个。

如果体重增长在合理范围内，想吃就吃

女性在怀孕后，子宫需要增重760克，乳房要增加到450克，还需要储备脂肪4500克，胎宝宝重3000~4000克，胎盘和羊水重900~1800克，因此孕期要比孕前增重约11千克，这就需要孕妇摄入很多营养物质，所以孕妇体重增加若在合理范围内，不必担心和刻意控制饮食。

一日食谱参考

餐次	用餐时间	推荐食谱
早餐	7：00~8：00	大米粥1份 蔬菜玉米饼1份 炒鸡蛋1份
加餐	10：00	香蕉1根
午餐	12：00~13：00	米饭1份 小鸡炖蘑菇1份 蒜蓉油麦菜1份 凉拌双耳1份
加餐	15：00	酸奶200毫升
晚餐	18：00~19：00	饺子1份
加餐	21：00	饼干2块

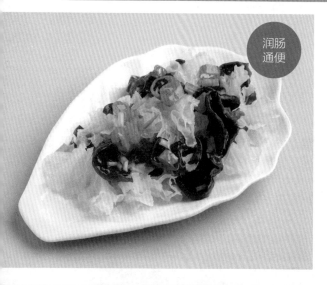

润肠
通便

凉拌双耳

材料 水发木耳、水发银耳各100克,红甜椒
20克,柠檬半个。

调料 盐、白糖各2克,葱末、香油各适量。

做法

① 木耳洗净,焯烫1分钟,捞出,过凉。银耳
洗净,撕成小朵,煮熟,过凉。红甜椒洗
净,切段。

② 柠檬洗净,挤出汁。

③ 用葱末、香油、白糖、盐、柠檬汁调成味汁。

④ 将木耳、银耳、红甜椒段放入盘中,倒入味
汁拌匀即可。

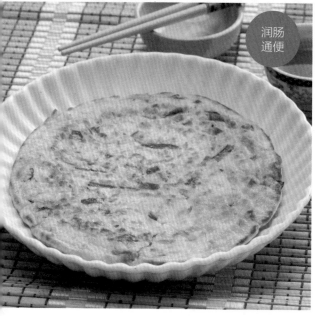

润肠
通便

蔬菜玉米饼

材料 鲜玉米1个,鸡蛋1个,面粉300克,韭
菜、胡萝卜各50克。

调料 葱花、盐、植物油各适量。

做法

① 韭菜洗净,切段。胡萝卜洗净切丝。玉米入
沸水锅煮熟,捞出,晾凉,掰下玉米粒。面
粉加温水、鸡蛋调成面糊,放入韭菜段、葱
花、胡萝卜丝、玉米粒、盐搅匀。

② 锅置火上,倒油烧热,将面糊舀出平摊在锅
中,小火煎至两面呈金黄色即可。

第11周 水中舞蹈家

补充复合维生素片

如果孕妈妈的早孕反应严重影响了正常进食，可以在医生的建议下适当补充复合维生素片。同时，为了保证蛋白质的摄入量，在有胃口的时候可多吃些奶类、蛋类、豆类食物。

补铁多选择动物性食物

食物中的铁分为血红素铁和非血红素铁两种，血红素铁主要存在于动物性食物中，特别是红色瘦肉、动物肝脏及动物血，铁的吸收率较高，而非血红素铁存在于植物性食物及蛋、奶中，铁的吸收率较低。

多摄入补脑"黄金组合"

DHA和脑磷脂、卵磷脂等物质一起被称为补脑"黄金组合"，对孕妈妈有益，也能促进胎宝宝的大脑发育，让胎宝宝更聪明。

补脑"黄金组合"能预防早产，增加胎宝宝出生时的体重。补充补脑"黄金组合"的孕妈妈孕期较长，比普通孕妈妈的早产率低1%，产期平均推迟12天，宝宝出生时的体重平均多100克。

补脑"黄金组合"能促进胎宝宝大脑和视网膜的正常发育。人的大脑中65%是脂肪类物质，其中DHA是大脑脂肪的重要成分。补脑"黄金组合"能促进胎宝宝的大脑发育，促进神经系统的生长和发育。

一日食谱参考

餐次	用餐时间	推荐食谱
早餐	7：00~8：00	馄饨1碗 蜜烧甘薯1份
加餐	10：00	葡萄汁1杯 核桃3个
午餐	12：00~13：00	米饭1份 虎皮豆腐1份 胡萝卜炒肉1份 蔬菜汤1份
加餐	15：00	红枣5枚
晚餐	18：00~19：00	鸡丝面1份 糖醋莲藕1份
加餐	21：00	酸奶150毫升

蜜烧甘薯

材料 红心甘薯500克，蜂蜜100克。

调料 冰糖、植物油各适量。

做法

❶ 甘薯洗净去皮，切成大小均匀的方块。

❷ 炒锅置火上，放油烧热，下甘薯炸熟，捞出沥油。

❸ 另用一干净炒锅置旺火上，加入适量清水，放冰糖熬化，放入过油的甘薯，煮至汁黏，加入蜂蜜，翻炒均匀，再煮5分钟，盛入盘内即可。

胡萝卜炒肉

材料 胡萝卜2根，猪瘦肉200克。

调料 植物油、盐、葱段、葱花各适量。

做法

❶ 胡萝卜洗净，切丝。猪瘦肉洗净，切丝。

❷ 锅内倒油大火烧热，倒入肉丝滑散，炒熟，盛出备用。

❸ 油锅烧热，炒香葱花，再放入胡萝卜丝拌炒，加适量水焖煮一会儿，放肉丝、葱段拌炒，最后加盐炒匀即可。

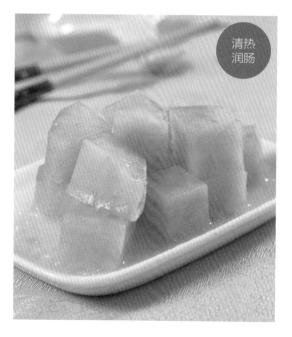

清热润肠

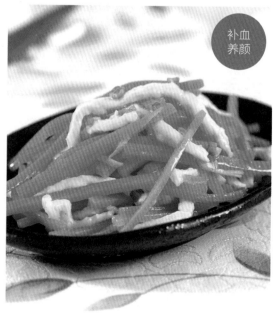

补血养颜

第12周　胎宝宝能感受到妈妈的抚摸了

吃自己喜欢吃的食物

孕妈妈尽量在均衡膳食的基础上选择自己喜欢的食物，少食多餐，能吃就吃，进食的偏好较孕前有所改变也不必忌讳。

要摄入足够的热量

孕妈妈在怀孕期间的热量消耗要比孕前增大，对热量的需要会随着妊娠的继续而增加。因此，孕妈妈在孕期要保证充足的热量摄入。

如果孕妈妈在怀孕期间热量摄入不足，就会动用母体内储存的糖原和脂肪，容易导致孕妈妈消瘦、精神不振、皮肤干燥、骨骼肌肉退化、体温降低、抵抗力减弱等。如果胎宝宝消耗过多的母体葡萄糖，会导致母体供应不足，容易引起酮症，影响胎宝宝的智力发育，热量摄入过少还容易导致新生儿低体重。

因此，孕妈妈要摄入足够的热量，重视碳水化合物的摄入，保持血糖水平正常。孕妈妈需要的热量都是由各种食物中富含的蛋白质、脂肪和碳水化合物产生的。

不宜食用方便食品

有的孕妈妈喜欢吃方便面、饼干等方便食品，这对孕妈妈和胎宝宝都是不利的。

在孕早期，要想形成良好的胎盘，保证必需脂肪酸的摄入特别重要。如果孕妈妈食用过多的方便食品，就容易导致营养不良，必需脂肪酸摄入不足会影响胎宝宝的正常发育，造成新生儿低体重。

专家指导

○ 在孕期过性生活时，最好使用避孕套或体外射精，以精液不进入阴道为好，因为精液中的前列腺素被阴道黏膜吸收后，容易使孕妈妈的子宫发生收缩，不仅会引起孕妈妈腹痛，还容易导致流产和早产。

一日食谱参考

餐次	用餐时间	推荐食谱
早餐	7：00~8：00	小笼包5个 手撕圆白菜1份
加餐	10：00	酸奶150毫升
午餐	12：00~13：00	滑蛋虾仁烩饭1份 炒三丁1份 蛤蜊蒸蛋1份 糖醋紫甘蓝1份
加餐	15：00	黑芝麻糊1袋
晚餐	18：00~19：00	米饭1份 海带排骨汤1份 红烧带鱼1份 清炒胡萝卜1份
加餐	21：00	苹果1个

推荐食谱

糖醋紫甘蓝

材料 紫甘蓝100克。

调料 盐、白糖、醋、香油各适量。

做法

❶ 取小碗，加盐、白糖、醋和香油拌匀，制成调味汁。

❷ 紫甘蓝洗净，切成细丝，装盘，淋入调味汁，搅拌匀即可。

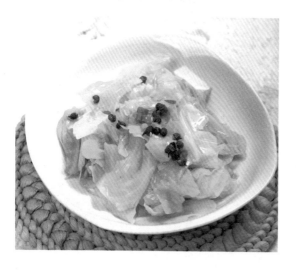

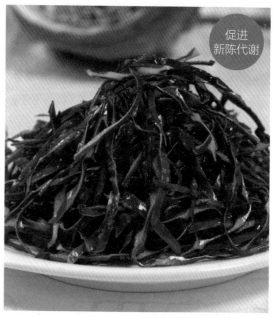

促进新陈代谢

蛤蜊蒸蛋

材料 蛤蜊10只，鸡蛋1个，鲜香菇50克。
调料 姜片5克，料酒10克，盐少许。
做法

① 蛤蜊用盐水浸泡，使其吐净泥沙，放入加有姜片和料酒的沸水中烫至壳开，捞出。香菇洗净，焯熟，切碎。

② 鸡蛋磕开，加盐打散，加水搅匀，放入蛤蜊、香菇碎，上锅蒸10分钟即可。

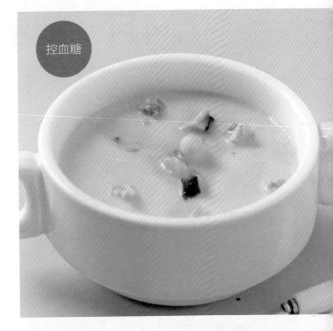

控血糖

滑蛋虾仁烩饭

材料 热米饭300克，虾仁200克，鸡蛋1个。
调料 植物油、盐、葱花、淀粉各适量。
做法

① 虾仁洗净，去虾线。鸡蛋打散成蛋液。

② 锅置火上，倒油烧热，将虾仁滑熟，加适量水、盐煮至水开，将蛋液下锅，稍加搅拌，用水淀粉勾芡，即可起锅淋在热米饭上，撒上少许葱花即可。

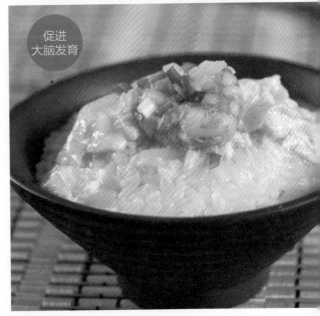

促进
大脑发育

孕4月 宝宝发育正当时

胎宝宝和孕妈妈的情况

	孕妈妈的变化	胎宝宝的变化
第13周	○ 有的孕妈妈脸上和颈部可能会出现褐色的斑点 ○ 乳晕的颜色发生变化，乳腺更加发达，静脉曲张也变得十分明显	○ 内脏器官到达了各自的位置，并朝着能完全发挥功能的方向生长 ○ 长出了指纹、指甲、乳牙的根和声带
第14周	○ 早孕反应逐渐消失，开始进入比较安定的阶段 ○ 消化不良导致腹中充满了气体 ○ 比较容易患上痔疮或牙龈炎等疾病	○ 耳朵从颈部向头上移动，颈部的长度继续增加 ○ 声带的生长完成，生殖器持续发育，消化腺也逐渐成熟
第15周	○ 子宫继续变大，腹部和胯部有时会有刺痛感 ○ 乳晕的颜色继续变深并接近赤褐色，偶尔会有乳汁分泌	○ 骨骼变得坚硬，透过薄薄的皮肤能看见血管，汗毛覆盖了整个身躯 ○ 腿部的长度超过了手臂，耳部仍然在发育中
第16周	○ 皮肤的色素沉着更严重，斑点的颜色继续加深 ○ 乳头和周边皮肤颜色变深，腹部中央靠下的位置出现了深色条纹	○ 胎宝宝握住了自己的拳头，张开了小嘴，嘴唇开始活动，有时还会做吞咽的动作 ○ 肠胃开始制造出消化液

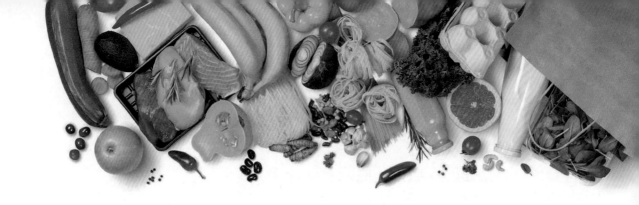

本月注意事项	饮食注意事项	适合在孕4月吃的食物
○ 不要长时间保持同一姿势，要经常变换姿势或走动，促进血液循环 ○ 外出回家一定要沐浴，保证身体清洁	○ 补铁，预防孕妈妈和胎宝宝贫血 ○ 叶酸很重要，缺乏容易导致"无脑儿" ○ 均衡摄取优质蛋白质等多种必需的营养物质	○ 富含铁的食物，如动物肝脏、豆类、瘦肉、绿叶蔬菜、红糖、禽蛋等 ○ 富含蛋白质的食物，如豆制品、瘦肉、鱼、蛋、乳类等 ○ 富含蛋白质、钙、锌、植物脂肪的食物，如牡蛎、海蜇、大豆、牛奶等 ○ 主食类食物，如大米、白面、小米、玉米等
○ 均衡饮食，防止因怀孕诱发肥胖症、高血压和糖尿病 ○ 怀孕第8~15周不要照X线片，最好在12周以后再进行牙齿诊治工作		
○ 睡觉最好采用侧卧姿势 ○ 腹部要注意保暖，日常生活中活动不要过于剧烈		
○ 高危孕妇进行羊水检查，确认胎宝宝是否患有唐氏综合征等疾病或先天性畸形 ○ 最好在10点、15点和21点加餐		

营养指南：要促进胎宝宝血、肉、骨骼的生成生长

孕13～16周的胎宝宝正在迅速生长，需要的营养物质更多，孕妈妈要摄入更丰富的营养，源源不断地供给新生命。

蛋白质

孕妈妈每天应增加15克左右蛋白质的摄入至75～85克。饮食中应增加鱼、禽、肉、蛋、豆制品等富含优质蛋白质的食物。特别是早孕反应严重、不能正常进食的孕妈妈，更应多摄入优质蛋白质。

热量

从现在开始，孕妈妈必须增加热量和各种营养素的摄入来满足胎宝宝的生长发育。孕中期每日应增加约200千卡的热量摄入。

维生素

孕妈妈应增加维生素A、维生素D、维生素E、维生素B_1、维生素B_2和维生素C的摄入，来帮助铁、钙、磷的吸收。维生素D能促进钙的吸收，每日最好能摄入10微克。孕妈妈应多食各种蔬菜和水果，如番茄、茄子、白菜、葡萄、橙子等。

矿物质

钙、铁等矿物质对胎宝宝的血、肉、骨骼的生成与生长起着重要作用，需求量比平时大得多。每天对钙的需求量为1000毫克，铁增加至25毫克，其他营养素如碘、锌、镁、铜、硒等也要适量摄取。

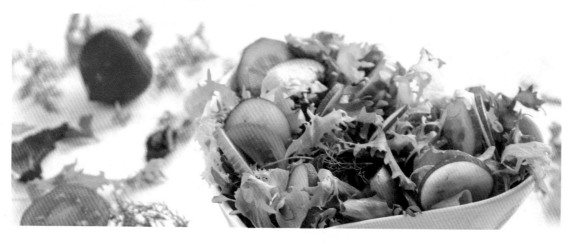

关键营养素：锌

什么是锌

锌是合成蛋白质的重要物质，与细胞的生长、分裂和分化过程都有关系。锌还是体内酶系统的组成成分和激活剂，参与碳水化合物和维生素A的代谢。锌还可以促进机体免疫功能及味觉发育，在整个胚胎及胎儿的生长发育过程中都需要有锌的参与。

锌的来源

富含锌的食物有海产品（牡蛎、贝壳类）、红色肉类（如猪肉、牛肉、羊肉）及动物内脏等，另外干果类、谷类食物中也含有丰富的锌。

最佳摄入量

建议每日摄入16.5毫克左右。

缺少锌的危害

缺锌时孕妈妈自身的免疫力会下降，且会发生味觉减退、食欲降低等情况，还会影响胎宝宝的器官发育，干扰胎宝宝神经系统发育，严重的可造成中枢神经系统畸形。

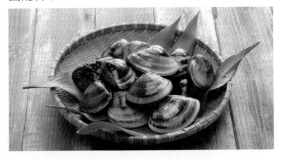

富含锌的食物（每100克可食部分）

食材	含量（毫克）	食材	含量（毫克）
生蚝	71	小麦胚粉	23.4
山核桃	12.59	蕨菜	18.1
扇贝	11.69	蛏干	13.61
松子	9.02		

重点食材推荐：海参、板栗

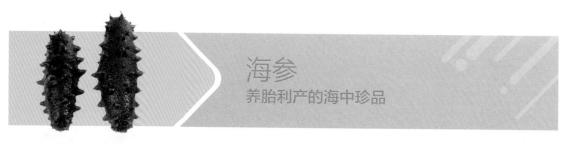

海参
养胎利产的海中珍品

⟩ 对孕妈妈和胎宝宝的益处

促进胎宝宝脑细胞、神经细胞发育

海参含有丰富的DHA，它是一种多不饱和脂肪酸，是维持正常免疫的必需营养物质，可提高免疫力，更是胎宝宝脑细胞、神经细胞发育所必需的营养物质。海参中的碘也有助于胎宝宝的智力发育。

防治妊娠期高血压

海参中含有大量的微量元素碘，具有促进新陈代谢、血液循环的作用，因此对妊娠期高血压患者极为适宜。

滋阴补血

含有丰富的铁及胶原蛋白，具有显著的生血、养血、补血作用，特别适合孕妈妈食用。

消除疲劳，提高人体免疫能力

海参富含蛋白质、矿物质、维生素等50多种天然珍贵活性物质，含有18种氨基酸，能够增强组织代谢功能，增强机体细胞活力，可以帮助孕妈妈消除疲劳，提高机体免疫力，还能起到延缓衰老的作用。

⟩ 最佳食用量及食用方法

每天食用海参最好不超过1只。

海参发好后适合采用炒、焖、蒸、煮、红烧、葱烧、烩等多种烹调方法。

⟩ 食用须知

春季是容易上火的季节，尤其是在干燥的北方地区，所以不宜吃太多海参。

肾功能差者不可多吃海参。

⟩ 营养巧搭配

海参+葱=益气补肾

海参与葱搭配，有益气补肾的功效，最适合孕产妇及老人食用。

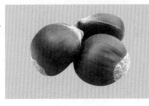

板栗
强身健骨的"千果之王"

对孕妈妈的益处

补充叶酸

板栗中含有丰富的叶酸，能够满足孕早期的孕妈妈对叶酸的需求，帮助胎宝宝生成血细胞，并且能促进胎宝宝神经系统的发育。

保胎安胎

板栗中的维生素E和维生素B族有促进胎宝宝发育、预防流产、安胎保胎的功效。

养胃健脾

板栗味甘性温，有养胃健脾的功效。孕妈妈常常胃口不佳，可吃些板栗来改善肠胃功能。

强身健骨，消除疲劳

板栗含有大量对孕妈妈身体有益的矿物质，孕妈妈常吃板栗可以健骨强身，有利于骨盆发育，还有消除疲劳的作用。

最佳食用量及食用方法

每天吃6~7粒即可，最好在两餐之间当作零食吃，不要一次性食用过多。

板栗有舒筋活血的功效，可以缓解腿脚麻木。板栗可以炒食、煮食、蒸食，做成粥或菜肴等，最适宜烧、焖。在炖鸡肉、鸭肉时加几粒板栗，味道更佳。

食用须知

板栗含糖量高，进食过多会影响血糖稳定，糖尿病患者如食用应相应减少主食的量。消化不良、患有风湿病的孕妈妈也不宜多食。

营养搭配要注意

板栗+牛肉=不易消化

板栗中富含维生素C，每100克板栗中含40毫克维生素C；牛肉中含有多种微量元素，板栗中的维生素C与牛肉中的微量元素会发生反应，削弱板栗的营养价值，而且两种食物搭配同食不易消化。

如何缓解孕期失眠

孕期失眠的症状

怀孕后，孕妈妈体内激素水平发生很大变化，这种变化有时会引起情绪上的波动，导致自己变得比较敏感，总是感觉到压力大，常常会忧郁和失眠。失眠具体表现为难以入睡，或睡眠不深，往往还伴有头晕、健忘、乏力等症状。

对孕妈妈和胎宝宝的影响

失眠会对孕妈妈的脑部产生影响，令孕妈妈情绪不稳，压力增大，还会造成食欲减退，导致身体的免疫功能下降，进而使胎宝宝发育迟缓，甚至导致早产，或造成胎宝宝视力和智力的缺陷。另外，经常失眠还可能增大孕妈妈妊娠期糖尿病及妊娠期高血压疾病的发病率。

缓解孕期失眠的小方法

1 睡前避免吃巧克力等含咖啡因的食物或喝咖啡、可乐、茶等含咖啡因的饮品，也不要喝酒，因为咖啡因和酒精都会干扰睡眠。

2 晚饭要安排在睡前4小时，让肠胃有充足的时间将食物消化，否则吃饱后肠胃处在

工作状态也会导致失眠。

3 晚餐尽量不要吃容易产气、增加腹胀感的食物，如豆类、洋葱、玉米、土豆、山药等，否则容易妨碍睡眠。

能缓解孕期失眠的食物

食物类别	食物名称	功效
富含铁的食物	动物肝脏、绿色蔬菜、贝类等	补铁、补血，防止因血虚引起失眠
富含色氨酸的食物	牛奶、香菇、大枣、香蕉和大豆等	富含色氨酸的食物具有舒缓心情与助眠的作用
富含维生素B族的食物	牛肉、羊肉、猪肉、南瓜子、葵花籽、腰果等	富含维生素B族的食物既可助眠，又可稳定神经系统
富含钙的食物	牛奶、虾、海带、豆制品等	补钙，避免因腿部抽筋而失眠

缓解孕期失眠的推荐食谱

西芹腰果

材料 西芹250克，腰果40克。

调料 盐2克，葱花、姜丝各5克。

做法

① 西芹择洗干净，切段。

② 锅内倒油烧至六成热，放入葱花、姜丝，炒出香味后盛出。

③ 快速放入西芹段、腰果、盐，略微翻炒即可出锅。

金针菇牛肉汤

材料 金针菇100克，牛肉50克。

调料 香菜碎、葱花、姜丝、花椒粉、盐、植物油各适量。

做法

① 金针菇去根，洗净，入沸水中焯透。牛肉洗净，切丝。

② 锅置火上，倒入适量植物油，待烧至七成热，放入葱花、姜丝和花椒粉炒香。

③ 加牛肉丝滑熟，放入焯好的金针菇翻炒均匀，添入适量清水大火煮沸，转小火煮5分钟，用盐调味，撒上香菜碎即可。

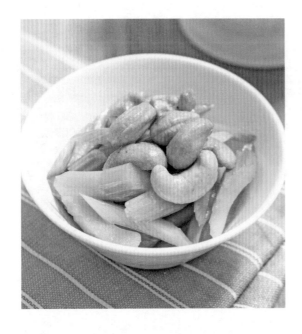

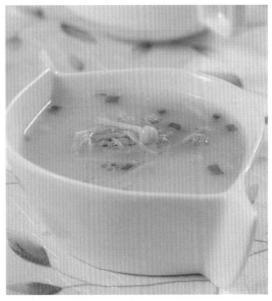

第13周 有独一无二的指纹了

要增加热量、营养素的摄入

到了孕中期，孕妈妈的基础代谢加速，糖利用率增高，每日热量需求量比孕前约增加200千卡。热量摄入的增加要根据劳动强度和活动量大小做出区别。孕中期体重的增加应控制在每周0.3~0.5千克，热量摄入过多，胎宝宝体重太大，容易导致难产。随着热量需求量的增加，与热量代谢有关的维生素B_1、维生素B_2的需求量也应增加。

孕妈妈需要增加热量和各种营养素的摄入来满足在胎宝宝各个系统发育过程中进行的大量复杂合成代谢的需要。

孕4月要补充的矿物质

矿物质是构成人体组织和维持正常生理功能的必需营养素。孕妈妈缺乏矿物质，则容易导致贫血，出现小腿抽筋、易出汗等不适状况，胎宝宝患先天性疾病的概率也会增高。因此，合理补充矿物质对孕妈妈和胎宝宝来说都非常重要。

矿物质	功能	食物来源	各时期摄取量
钙	促进胎宝宝骨骼和牙齿的生长，防止孕妈妈腿抽筋或发生骨质疏松、腰腿痛	海带、黄豆、腐竹、奶制品、黑木耳、鱼虾、坚果等	孕早期：800毫克 孕中期：1000毫克 孕晚期：1200毫克
铁	促进孕妈妈体内红细胞的生成，对胎宝宝的发育及新生儿的红细胞生成特别重要，孕期缺铁将会导致贫血	猪肉、牛肉、羊肉、鸡肝、鸡蛋、海带、绿叶蔬菜、坚果、樱桃等	孕早期：15毫克 孕中期：25毫克 孕晚期：35毫克
锌	直接参与孕妈妈和胎宝宝体内的新陈代谢。对确保胎宝宝和新生儿的正常发育非常重要。锌摄取量过低会影响胎宝宝的出生体重	贝壳类海产品、香蕉、葵花籽、麦胚、各类坚果、圆白菜	孕早期：11.5毫克 孕中期：16.5毫克 孕晚期：16.5毫克

易导致流产的食物

孕4月是流产的易发期，孕妈妈要避开导致流产的因素，避免大量食用易导致流产的食物。

食物	易致流产的原因
甲鱼	虽能滋阴益肾，但性寒味咸，有较强的通血络、散瘀块作用，容易导致流产
马齿苋	性寒凉而滑利，对子宫有兴奋作用，能使子宫收缩次数增多、强度增大，容易导致流产

一日食谱参考

餐次	用餐时间	推荐食谱
早餐	7：00~8：00	小米粥1份 金针菇拌黄瓜1份 肉饼1块
加餐	10：00	牛奶250毫升
午餐	12：00~13：00	猪肝番茄面1碗 虾仁炒芹菜1份
加餐	15：00	香蕉1根
晚餐	18：00~19：00	米饭1份 萝卜炖牛肉1份 番茄炒蛋1份 豆腐青菜汤1份
加餐	21：00	藕粉1小碗

推荐食谱

番茄炒蛋

材料 番茄200克，鸡蛋2个。

调料 盐、白糖、料酒、植物油各适量。

做法

① 番茄洗净，切块。鸡蛋洗净，打入碗中，用筷子顺同一方向搅散，加半匙料酒备用。

② 锅烧热，倒油烧至约七成热，倒入打散的蛋液，翻炒至蛋液凝固，盛回盘中。

③ 锅烧热，倒少许油，放入番茄块翻炒约2分钟，投入鸡蛋，使番茄与鸡蛋混合，再加入白糖、盐，翻炒1分钟即可。

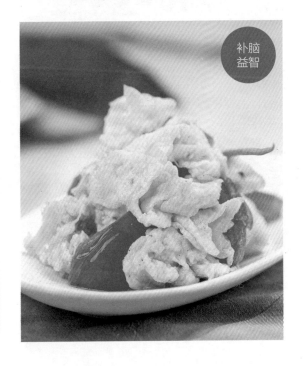

补脑益智

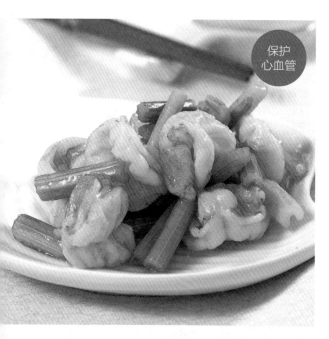

虾仁炒芹菜

保护心血管

材料 芹菜400克，虾仁50克。

调料 葱末、姜丝、料酒、盐、清汤、淀粉、植物油各适量。

做法

❶ 芹菜择洗干净，切段，在沸水中焯一下，捞出沥干。虾仁泡发，洗净待用。

❷ 炒锅上火，倒油烧热，下入虾仁炸香，然后倒入葱末、姜丝、芹菜煸炒片刻，烹入料酒、盐、清汤炒匀，再用水淀粉勾芡即可。

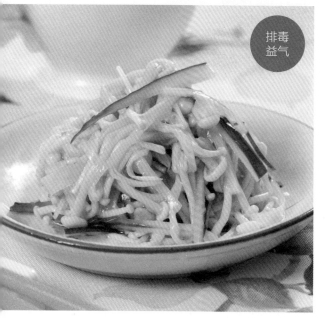

金针菇拌黄瓜

排毒益气

材料 金针菇、黄瓜各150克。

调料 葱丝、蒜末、酱油、白糖、陈醋、盐、香油各适量。

做法

❶ 金针菇去根，洗净，入沸水中焯透，捞出，晾凉，沥干水分。黄瓜洗净，去蒂，切丝。

❷ 取小碗，放入葱丝、蒜末，加入酱油、白糖、陈醋、盐和香油拌匀，兑成调味汁。

❸ 取盘，放入金针菇和黄瓜丝，淋入调味汁拌匀即可。

第14周 有性别了

脂肪摄入要适量

到了孕中期，脂肪开始在孕妈妈的腹壁、背部、大腿及乳房部位存积，为分娩和产后做必要的热量储备。怀孕6个月时，胎宝宝也开始进行脂肪储备。脂肪提供的热量以占全部热量的25%～30%为宜。植物油所含的必需脂肪酸比动物油更为丰富。动物性食品如肉类、奶类、蛋类等已经含有较多的动物性脂肪，孕妈妈不必再额外摄取动物油了。

巧补碘

在怀孕第14周左右，胎宝宝的甲状腺开始起作用，生成自己的激素，而甲状腺需要借助碘来发挥正常的作用。孕妈妈如果碘摄入不足的话，宝宝出生后甲状腺功能低下，会影响其中枢神经系统发育，对大脑的发育有影响。鱼类、贝类和海藻类等海鲜是碘含量比较丰富的食物，孕妈妈适宜多食。

宜多食能补充矿物质的食物

孕妈妈应选择矿物质含量比较丰富的食物，以纠正偏食，补充矿物质，满足孕妈妈和胎宝宝的身体需要。

补钙：宜多吃花生、菠菜、大豆、鱼、海带、核桃、虾、海藻、牛奶、动物骨头等。

补铜：宜多食糙米、芝麻、柿子、动物肝脏、猪肉、蛤蜊、菠菜、大豆等。

补碘：宜多食海带、紫菜、海鱼、海虾等。

补磷：宜多食蛋黄、南瓜子、葡萄、谷类、花生、虾、栗子、杏等。

补锌：宜多食粗麦粉、大豆制品、牛肉、

专家指导

○ 牛奶是最佳的钙来源，若孕妈妈本身不爱喝奶，那么也可多食几块豆腐、两块薄芝士、小鱼、芥菜或西蓝花等含钙量较高的食物。

羊肉、鱼肉、牡蛎、花生、芝麻、奶制品、可可、无花果等。

补锰：宜多吃粗麦粉、大豆、核桃、扁豆、腰子、香菜等。

补铁：宜多食芝麻、黑木耳、红色瘦肉、动物肝脏、蛋黄、油菜、蘑菇等。

补镁：宜多食香蕉、香菜、小麦、菠萝、花生、杏仁、扁豆、蜂蜜等。

补DHA：宜多食海鱼、海虾，或直接服用DHA制品。

一日食谱参考

餐次	用餐时间	推荐食谱
早餐	7：00~8：00	全麦面包2片 牛奶250毫升
加餐	10：00	麦麸饼干3块
午餐	12：00~13：00	米饭1份 木须肉1份 清炒苦瓜1份 红白豆腐汤1份
加餐	15：00	苹果1个
晚餐	18：00~19：00	番茄猪肝菠菜面1碗 凉拌海带丝1份 松仁玉米1份
加餐	21：00	草莓5个

推荐食谱

红白豆腐汤

材料 豆腐150克，猪血150克。
调料 葱段、姜片、植物油、盐各适量。
做法

① 豆腐、猪血洗净，切成小块。

② 锅中加适量水烧开，下入猪血和豆腐焯水，捞出。

③ 净锅置火上，倒油烧热，爆香葱段、姜片，再倒入猪血、豆腐稍炒，加入适量清水焖熟后加盐调味即可。

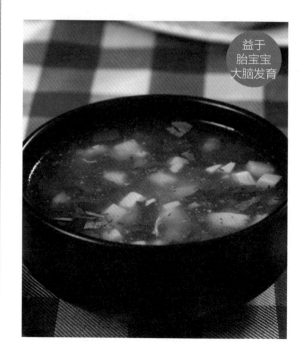

益于胎宝宝大脑发育

松仁玉米

材料 玉米粒200克，熟松子仁30克，胡萝卜50克。

调料 植物油、盐、白糖、水淀粉各适量。

做法

① 将玉米粒洗净。胡萝卜洗净，切成和玉米粒相仿的丁，焯水后捞出控水。

② 炒锅倒油烧热，放入玉米粒和胡萝卜丁翻炒，加盐、白糖炒匀，放入松子仁，炒匀后用水淀粉勾芡即可。

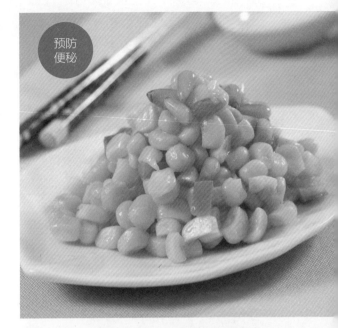

预防便秘

木须肉

材料 猪肉200克，鸡蛋1个，水发木耳20克、黄瓜30克。

调料 植物油、酱油、盐、淀粉、葱末、姜末各适量。

做法

① 鸡蛋磕入碗内，打匀。猪肉洗净，切片，加淀粉、少许蛋液拌匀。木耳择洗干净，撕成片。黄瓜洗净，切菱形片。

② 锅内倒植物油烧热，倒入蛋液，炒熟，盛出。

③ 锅里再倒植物油烧热，放入葱末、姜末略煸，放入肉片快炒至七成熟时倒入酱油拌炒，汁水沸腾后放入木耳、黄瓜，加盐，最后放入鸡蛋炒匀即可。

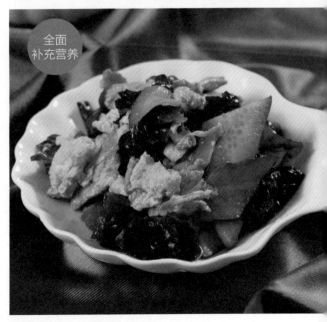

全面补充营养

第15周　会打嗝了

要多喝水，摄入足量蛋白质

在孕中期，胎宝宝的脑细胞分化发育处于第一个高峰期，蛋白质缺乏容易导致脑细胞的减少。一般每天要比孕前多摄入15克，最好是动物性蛋白和植物性蛋白各占一半。孕妈妈应以谷类为营养主食，还应增加肉类、鱼类、蛋类、奶类等副食品的供应，来保证蛋白质的摄入吸收。

孕妈妈每天要喝6~8杯水。

不一定要多吃饭

孕妈妈总认为自己应该吃两个人的饭，其实孕期各种营养素的吸收率大大增加，所以饮食量适量增加就可以了。

在饮食上，孕妈妈需要注意下面几点。

1 每天保证足够的热量摄入，坚持进餐三次，加餐两次，不要大吃大喝。

2 要多食富含叶酸、维生素C和维生素A的水果和蔬菜。

3 少吃油炸食品和加工处理过的食品。

4 注意适量摄入脂肪。脂肪是脑结构的重要原料，必需脂肪酸缺乏时可推迟脑细胞的分裂增殖。脂肪提供的热量以占总热量的25%为宜。植物油中的必需脂肪酸比动物脂肪中的必需脂肪酸要丰富。

不要吃发芽的土豆

研究发现，北方地区是胎儿神经管缺陷的高发区，神经管缺陷的发病率在秋冬季节明显升高。这种先天畸形与孕妈妈食用发芽的土豆有关。

北方冬季副食品比较单调，孕妈妈如果食用了含毒性生物碱——茄素的发芽土豆，就可能导致胎宝宝神经发育缺陷。因此，孕妈妈千万注意不要吃发了芽的土豆。

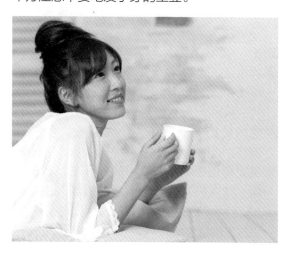

一日食谱参考

餐次	用餐时间	推荐食谱
早餐	7：00~8：00	牛奶麦片粥1碗 鸡蛋1个 凉拌黄瓜1份
加餐	10：00	苹果1个
午餐	12：00~13：00	米饭1份 芹菜炒瘦肉1份 海带牡蛎汤1份 凉拌番茄1份
加餐	15：00	鲜榨橙汁1杯 面包1片
晚餐	18：00~19：00	米饭1份 肉末烧豆腐1份 雪菜炒鱿鱼1份
加餐	21：00	牛奶250毫升

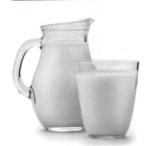

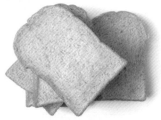

牛奶麦片粥

材料 麦片80克，牛奶150毫升。

调料 白糖适量。

做法

❶ 将麦片倒入适量清水中浸泡半小时。

❷ 锅置火上，倒入麦片汤，用小火煮20分钟左右，加入牛奶，搅匀，继续煮15分钟，加入白糖搅匀即可。

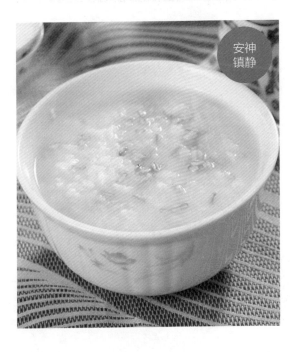

安神镇静

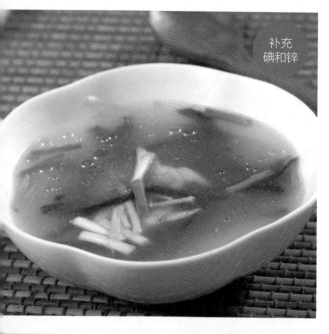

補充
碘和锌

海带牡蛎汤

材料 水发海带300克，牡蛎50克。

调料 姜丝、葱段、盐、醋、高汤各适量。

做法

❶ 水发海带洗净，切成宽1厘米、长2厘米的片。牡蛎洗净泥沙。

❷ 砂锅中放入海带、姜丝、葱段，加入高汤、少许醋大火烧沸，改小火将海带煲至熟烂，下入牡蛎煮沸，最后加盐调味即可。

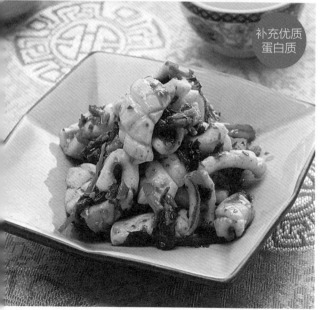

补充优质
蛋白质

雪菜炒鱿鱼

材料 鱿鱼600克，雪菜150克。

调料 植物油、酱油各适量。

做法

❶ 鱿鱼洗净，在内部切花刀，然后横切成小段，再用开水迅速焯烫后捞出，用冷开水浸凉。雪菜切碎。

❷ 锅烧热后放入植物油，先炒雪菜，再放入鱿鱼，淋入酱油炒匀即可。

第16周　关节开始活动了

多吃富含铁的食物

孕中期是孕妈妈血容量增加速度最快的时期，血液相对稀释，容易造成生理性贫血，因此应食富含铁的食物。食物中的铁分为血红素铁和非血红素铁，血红素铁主要存在于动物血、肉类、动物肝脏中，这种铁吸收率一般为11%～15%；植物性食品中的铁均为非血红素铁，主要存在于各种谷类、蔬菜、坚果等食物中，这种铁的吸收率仅在1%～5%。因此，孕妈妈最好在每一餐中食用适量鱼或肉。

少吃腌制食品

孕妈妈最好不要吃香肠、腌肉、熏肉、熏鱼等腌制食品，因为这些腌制食品中含有亚硝胺，容易影响孕妈妈和胎宝宝的健康。

忌用沸水冲泡营养品

很多孕期营养品，特别是孕妇奶粉，里面的许多营养素在高温下容易分解变质。

实验表明，滋补品加温至70～80℃时，其中的某些营养成分会被分解。孕妈妈如用沸水冲泡营养品会大大降低其营养价值，所以最好用60℃左右的温开水冲服。

不能用豆浆代替牛奶来补钙

豆浆的含钙量远不及牛奶，所以孕妈妈不能用豆浆代替牛奶来补钙。豆浆更重要的作用是补充人体所需的大豆异黄酮、蛋白质等，这些物质能够更好地促进钙的吸收。

孕妈妈在保证每天饮奶量不变的前提下可以每天喝一杯豆浆。

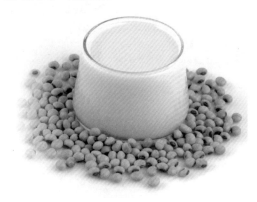

Q 我怀孕后皮肤就开始变粗糙，这是为什么呢？怎样改善呢？

A 怀孕后，孕妈妈的内分泌功能将会发生一些改变，再加上早孕反应的影响，难免会使一些孕妈妈的皮肤变得粗糙起来。改善皮肤粗糙的方法是通过饮食来调养，可以多食富含维生素A的食物，如胡萝卜、动物肝脏、红薯、莴笋、圆白菜、番茄及菠菜等。如有必要，可以在医生指导下服用鱼肝油。

一日食谱参考

餐次	用餐时间	推荐食谱
早餐	7：00~8：00	海带紫菜粥1份 三鲜包1个
加餐	10：00	煮鸡蛋1个
午餐	12：00~13：00	饺子1份 凉拌芹菜1份
加餐	15：00	苹果1个
晚餐	18：00~19：00	米饭1份 猪肝黄瓜汤1份 红烧豆腐1份 腰果虾仁1份
加餐	21：00	牛奶250毫升

推荐食谱

海带紫菜粥

材料 大米100克，海带150克，紫菜5克。

调料 淡色酱油、香油各适量。

做法

❶ 大米淘洗干净，浸泡30分钟。海带洗净，切丝。紫菜泡开。

❷ 锅中倒入适量清水，放入大米以大火煮沸，再转小火煮约30分钟，待粥软稠后，加入海带丝、淡色酱油、香油拌匀，熟后盛入碗中，点缀上紫菜即可。

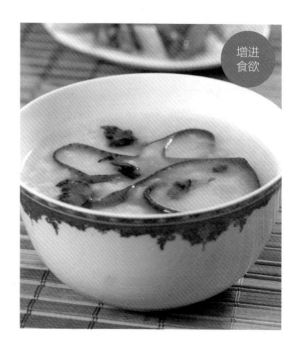

增进食欲

猪肝黄瓜汤

材料 猪肝100克，黄瓜30克。

调料 料酒、香油、高汤、盐、酱油、植物油各适量。

做法

① 猪肝洗净，切成长3厘米、宽1厘米、厚0.2厘米的小柳叶片。黄瓜切成薄片，备用。

② 猪肝用沸水焯至刚泛白时捞出，控干水分，放入油锅，用大火稍炸一下，捞出。

③ 锅置大火上，加高汤、酱油、盐、料酒煮沸，加入猪肝，再沸后撇去浮沫，放入黄瓜片，淋上香油即可。

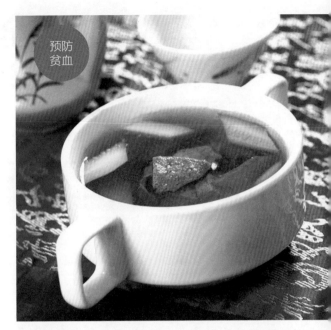

预防贫血

腰果虾仁

材料 新鲜虾仁150克，腰果80克，鸡蛋清1份。

调料 葱末、姜丝、盐、料酒、水淀粉、香油、植物油各适量。

做法

① 虾仁洗净，挑去虾线，挤出水分，用盐、水淀粉、鸡蛋清拌匀上浆，腌渍。

② 用料酒、水淀粉、盐和清水调芡汁备用。

③ 炒锅置火上烧热，倒植物油烫一下，放入腰果翻炒，捞出。

④ 锅内倒油烧热，倒入葱末、姜丝煸炒，放入虾仁略炒，烹入芡汁翻匀，放入腰果，淋上香油即可。

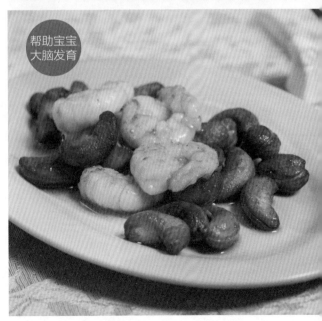

帮助宝宝大脑发育

孕5月　要全面补充营养

胎宝宝和孕妈妈的情况

	孕妈妈的变化	胎宝宝的变化
第17周	○ 腹部迅速隆起，可以穿正式的孕妇装了 ○ 脸上会出现色斑，但这种色素沉着大部分会在宝宝出生后自动消失	○ 出现了褐色的皮下脂肪，脊柱里的神经纤维开始被白色脂肪包裹 ○ 听觉器官开始发育了
第18周	○ 有的孕妈妈皮肤和发质会得到明显改善 ○ 腰部出现痛感，激素的变化还可能导致肩部发生疼痛	○ 胎宝宝的心脏开始收缩活动，循环系统也进入了发育的状态 ○ 借助听诊器，能听到胎宝宝的心音了
第19周	○ 臀部和肋部会变得较为丰满 ○ 乳房的重量可能超过180克，最好每隔一个月检查一下乳房是否存在异常情况	○ 会做蹬、踢的动作了，手指和脚趾也在生长着 ○ 脑部与脊髓继续生长，比起身体的其他部位，腿部的生长幅度最大
第20周	○ 子宫继续增大，几乎到达了肚脐的位置 ○ 这时候，乳房开始分泌出淡色液体，即初乳	○ 手心和脚底长出了纹路，眼睑上还长出了细细的睫毛 ○ 能保护胎宝宝皮肤的胎脂开始生成

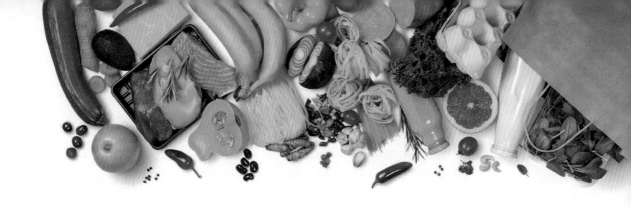

本月注意事项	饮食注意事项	适合在孕5月吃的食物
○ 在保证营养的基础上，控制体重的增长 ○ 若感到疲劳，需要进行充分休息	○ 多食富含钙、能帮助宝宝骨骼发育的食物 ○ 多食能促进宝宝生长的食物 ○ 摄取足够的纤维素，能有效防止便秘	○ 富含蛋白质的食物，如肉、鱼、虾、蛋、豆制品、牛奶等 ○ 富含脂肪的食物，如核桃、芝麻、栗子、桂圆、黄花菜、香菇、虾、鱼头、鹌鹑、鸭等 ○ 能利水的食物，如冬瓜、红小豆等
○ 子宫变大，这时候容易引发膀胱炎，从而导致早产或娩出低体重儿，要特别注意		
○ 要注意摄取充足的水分 ○ 随时注意是否会出现浮肿、血压升高等症状		
○ 需要注意的是，胎盘或孕妈妈的身体出现异常情况时，仍可能发生流产		

营养指南：增加热量和营养素的摄入量

孕17~20周，孕妈妈的营养原则是摄入较高热量和蛋白质，增加脂肪和碳水化合物的摄入，增加肉类、鱼、虾、蛋类和豆制品，保证蔬果的食用。

1 热量多是通过主食获取的，在孕中后期，孕妈妈应每天摄取250~350克主食。脂肪的增加可通过增加食用肉类来实现。

2 孕妈妈和胎宝宝对蛋白质的需要可通过多增加瘦肉、鱼、禽、虾、豆制品来满足。

3 孕妈妈要多食新鲜的蔬果，能补充维生素、纤维素及矿物质，其中纤维素能有效防止便秘。

◗ 孕妈妈补够碘，宝宝更聪明

碘是参与甲状腺"工作"的重要微量元素，能促进蛋白质的生物合成，促进宝宝的生长发育。此外，碘还能促进宝宝的智力发育和机体生长。孕妈妈在怀孕期间，碘的需求量增加，如没有及时补充，很容易造成碘缺乏。

孕妈妈为了自身和宝宝的正常发育，一定要重视补碘，特别是处在缺碘地区的孕妈妈更要多食富含碘的食物。在各类食物中，海带、紫菜、鱼肝、海参、海蜇、蛤蜊等海产品含碘量比较高。此外，山药、大白菜、菠菜、鸡蛋等也含较多的碘。

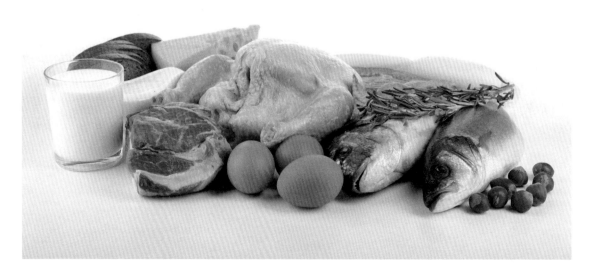

关键营养素：维生素D、钙

维生素D
预防佝偻病的阳光维生素

什么是维生素D

维生素D是类固醇的衍生物，具有抗佝偻病的功效，能与钙和磷共同作用，构建全身的骨骼和牙齿，有效预防骨质疏松的发生，还能帮助人体吸收维生素A，维持血液中柠檬酸盐的正常水平，防止氨基酸经肾脏流失。

维生素D的来源

适当地晒太阳，并从食物中摄取，就可以获得充足的维生素D。

含维生素D较多的食物有海鱼、动物肝脏、蛋黄和瘦肉。另外，全脂牛奶、鱼肝油、乳酪、坚果、干蘑、胡萝卜、芒果、菠菜、番茄、白萝卜干中也含有一定量的维生素D。

最佳摄入量

孕期推荐摄入量为每日10微克。如果每周能晒2次太阳，每次10~15分钟，再选择以下食物中的任意一份，就不必担心会缺乏维生素D了：50克鳗鱼，60克鲑鱼片，35克鲱鱼片，或2个鸡蛋加150克蘑菇。

缺乏维生素D的危害

孕期缺乏维生素D会导致肠道对钙和磷的吸收量减少，造成骨骼脱钙，发生骨质疏松及自发性、多发性骨折，还会影响神经、肌肉、造血、免疫等组织器官的功能。

胎宝宝缺乏维生素D会影响牙齿萌出，严重的还会导致出生后患上先天性佝偻病。

钙 — 保证胎宝宝骨骼和牙齿的正常发育

什么是钙

钙是人体内含量最高的矿物质。99%的钙存在于人体骨骼和牙齿中，促进其生长发育，维持其形态与硬度；1%的钙存在于血液和软组织细胞中，发挥调节生理功能的作用。钙离子是血液凝固的必要因子，也是人体内酶促反应的激活成分，还有助于神经、肌肉的兴奋和神经冲动的传导，并且对人体内分泌腺的激素分泌有调节作用。

钙的来源

250毫升牛奶可以为孕妈妈补充大概250毫克的钙。每天饮用250～500毫升牛奶是补钙的最佳方式。

另外，虾皮、蔬菜、鸡蛋、豆制品、紫菜、雪菜、海产品、动物骨头中也富含钙，孕妈妈可以搭配食用。

如果孕妈妈出现缺钙的情况，可以根据医生的指导适当服用钙剂。

最佳摄入量

孕妈妈对钙的需求量随着胎宝宝的生长发育而变化，以孕早期每日800毫克，孕中期每日1000毫克，孕晚期每日1200毫克为宜。

缺乏钙的危害

缺钙的孕妈妈会出现肌肉痉挛、腰腿疼痛，严重的会造成骨质软化、骨盆畸形等。孕期缺钙还容易诱发妊娠期高血压疾病。

胎宝宝缺钙会影响骨骼和牙齿的钙化。人的牙齿虽然在出生后才生长，但实际上从胚胎期开始牙齿就已经开始发育，乳牙的钙化最早发生于孕13周。孕妈妈缺钙会影响胎宝宝牙齿基质的形成和钙化过程，还会导致胎宝宝生长发育迟缓、骨骼病变、佝偻病及新生儿脊髓炎等。

富含钙的食物（每100克可食部分）

食材	含量（毫克）	食材	含量（毫克）
芝麻酱	1170	虾皮	2000
芝麻	946	海带	455
蕨菜	851	紫菜	422
奶酪	799		

重点食材推荐：鸡蛋、牛奶

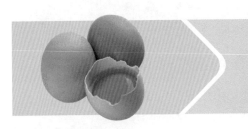

鸡蛋
全面丰富的"营养库"

◗ 对孕妈妈的益处

健脑益智，提高记忆力

蛋黄中富含的卵磷脂被酶分解后能产生增强记忆力的物质。孕妈妈在怀孕期间注意力都集中在宝宝身上，会出现丢三落四的情况，可以吃些蛋黄来提高记忆力。

保护肝脏，增强免疫功能

鸡蛋含有丰富的优质蛋白质，对肝脏组织损伤有修复功能，卵磷脂可促进肝细胞的再生，增强机体的代谢功能和免疫功能。

延缓衰老，延年益寿

鸡蛋中蛋氨酸含量特别丰富，而我们日常膳食中的谷类、豆类中都缺乏的这种人体必需的营养物质。鸡蛋中的铁、磷、硒、锌等矿物质及维生素A、维生素B族的含量也比较丰富。鸡蛋中含有人体需要的多种营养物质，可以延缓衰老，延年益寿。

◗ 最佳食用量及食用方法

孕妈妈每天吃鸡蛋不宜超过2个。

鸡蛋的最佳食用方法为蒸着吃或煮着吃。不喜欢吃鸡蛋的孕妈妈可以试着把鸡蛋夹在其他食物中，比如面包、馒头、汉堡，或烤成蛋糕食用，都是很不错的吃法。

◗ 食用须知

生吃鸡蛋和开水冲鸡蛋不利于人体健康。

发高烧时不宜吃鸡蛋，否则会引起消化不良；肾炎患者、肝胆病患者及对蛋白质过敏的人群应避免食用。

◗ 营养巧搭配

鸡蛋+富含维生素C的食物=获得更全面的营养

鸡蛋营养丰富，却缺乏维生素C，因此适宜搭配维生素C含量丰富的柿子椒、番茄等一起食用，以获得更全面的营养。

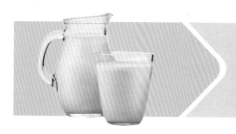

牛奶
钙的最佳来源

◗ 对孕妈妈的益处

预防缺钙

每天喝牛奶是孕期最好的补钙方法，牛奶中的钙最容易被孕妇吸收，而且磷、钾、镁等多种矿物质和氨基酸的比例也十分合理，是孕妈妈的理想饮品。

增强孕妈妈的免疫力

牛奶所含的多种免疫球蛋白能够增强人体的免疫抗病能力，还有防癌作用。

镇静安神

牛奶中含有一种可抑制神经兴奋的成分，所以牛奶具有镇静安神作用，孕妈妈心烦意乱的时候不妨喝一杯牛奶安安神。

美白肌肤

牛奶中含有较多的维生素B族，能促进皮肤的新陈代谢，所含的铁、铜和维生素A也有美容作用，可使皮肤光滑、柔软、白嫩。乳清对面部皱纹有消除作用，能消除色素沉着，减少色斑，还能使头发乌黑，脱落减少，对提升孕妈妈的形象十分有益。

◗ 最佳食用量及食用方法

孕妈妈每天要喝200～400毫升牛奶。

睡前喝一杯牛奶可促进睡眠。

喝牛奶前最好先吃点东西，或者边吃东西边喝牛奶。

◗ 食用须知

牛奶忌与含植酸的食物（如菠菜）同食，以免影响孕妈妈对钙的吸收。

牛奶不宜生饮，也不宜煮沸饮用，加热到60℃即可。

不是所有人都适合饮用牛奶，有些人喝牛奶后会有不良反应，可以用酸奶或豆浆来代替。

◗ 营养巧搭配

牛奶+蜂蜜=缓解便秘

牛奶和蜂蜜都有润肠的功效，对便秘的孕妈妈特别有效。

如何缓解腿抽筋

腿抽筋的原因

孕妈妈在怀孕期间发生小腿抽筋主要有三种原因：第一，孕期体重会慢慢增加，双腿的负重也会增加，腿部肌肉经常处于疲劳的状态，容易引起抽筋；第二，孕期对钙的需求会增加，尤其是在孕中晚期，如果饮食中钙的含量不足，就容易引起小腿抽筋；第三，夜间孕妈妈体内的血钙水平比白天要低，所以夜间常出现小腿抽筋的现象。

对孕妈妈和胎宝宝的影响

偶尔出现腿抽筋不用担心，但如果经常性肌肉疼痛、腿部肿胀或触痛，则应该去医院检查，这可能是下肢水肿的征兆，需要及时治疗。

小腿抽筋不能作为缺钙诊断的标志，如果孕妈妈摄入的钙过多会危害健康，干扰身体对其他矿物质的吸收和利用，增加孕妈妈患肾结石的风险。

缓解腿抽筋的小方法

1 适当进行室外活动，多晒太阳。

2 睡觉时调整好睡姿，采用最舒服的侧卧位。伸懒腰时注意两脚不要伸得过直，注意下肢的保暖。

3 注意不要让腿部肌肉过度劳累，不要穿高跟鞋。睡前对腿和脚部进行按摩。

4 睡前用生姜片加水煮开，待温度降到脚可以承受时用来泡脚。生姜水不但能缓解疲劳，还能促进血液循环，帮助安神，促进睡眠。水要没到小腿肚以上，这对避免抽筋特别有效，或者用湿毛巾热敷一下小腿，也可以使血管扩张，减少抽筋，同时还有助于睡眠。

能缓解腿抽筋的食物

食物类别	常见食物
乳制品	牛奶、羊奶、乳酪、酸奶等
肉类	猪肝、山羊肉、鹌鹑等
蔬菜	小白菜、油菜、茴香、香菜、芹菜
豆类	大豆、绿豆、红小豆，以及豆浆、豆腐等豆制品
海产品	海参、海虾、海鱼、海带、海藻等

缓解腿抽筋的推荐食谱

猪肝炒油菜

材料 猪肝50克，油菜200克。

调料 酱油、植物油、盐、料酒、葱、姜各适量。

做法

❶ 将猪肝切成薄片，用酱油、葱、姜、料酒等浸泡。把油菜洗净切成段，梗、叶分开放置。

❷ 锅置火上，放油烧热，放入猪肝快炒后盛出，再把油烧热后加盐，先炒菜梗，稍缓再下入油菜叶，炒至半熟，放入猪肝，并倒入余下的酱油、料酒，用大火快炒几下即可。

小白菜水饺

材料 面粉500克，小白菜200克，猪肉馅350克。

调料 葱末、花椒粉、盐、酱油、芝麻油各适量。

做法

❶ 面粉倒入盆中，加适量清水搅拌，和成表面光滑的面团，饧发20分钟。

❷ 小白菜择洗干净，剁碎。猪肉馅加葱末、花椒粉、酱油和芝麻油顺一个方向搅拌至上劲，放入白菜碎和盐拌匀，制成馅料。

❸ 面团搓成长条，揪成大小均匀的面剂子，擀成饺子皮，包入馅料，做成饺子生坯，放入沸水中煮熟即可。

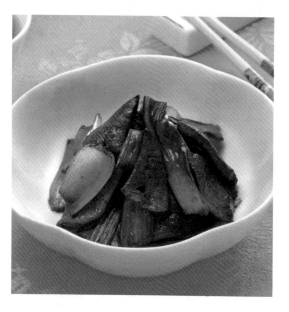

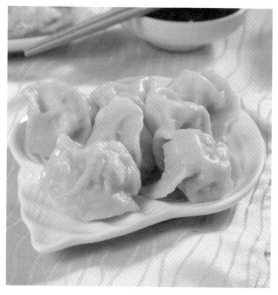

第17周　小小偷听者

增加维生素的摄入

孕中期对各种维生素的需求量增加，应多食新鲜蔬菜、水果及适量动物肝脏。

叶酸： 叶酸是合成核酸必需的物质，缺乏叶酸容易影响红细胞成熟，引起巨幼红细胞贫血。孕中期叶酸的需求量增大。含丰富叶酸的食物主要是动物肝脏，其次是绿叶蔬菜、酵母及其他动物内脏。孕妈妈如严重缺乏叶酸，最好补充叶酸制剂。

维生素B_{12}： 维生素B_{12}能促进红细胞发育成熟，缺乏时容易引起巨幼红细胞贫血，一般和叶酸缺乏同时存在。维生素B_{12}主要存在于动物肝脏中，也存在于奶、肉、蛋、鱼中。

维生素B_6： 孕妈妈如缺乏维生素B_6，容易导致新生儿低出生体重。含维生素B_6较多的食物有蛋黄、肉、鱼、奶、全谷、豆类及白菜等。

补充能促进胎宝宝视力发育的营养素

宝宝有一双明亮的眼睛是每对父母的愿望。下面介绍的四种营养素能促进胎宝宝的视力发育，孕妈妈不妨多食富含这些营养素的食物。

营养素	作用	常见食物
维生素A	合成视网膜中感光物质视紫质的重要原料，能维持人体的正常视觉，保持弱光下的观察能力	鱼类、动物内脏、蛋黄、牛奶、胡萝卜、苹果等
α-亚麻酸	组成大脑细胞和视网膜细胞的重要物质，能促进胎宝宝的大脑发育	坚果、核桃等，还可在医生指导下吃些α-亚麻酸胶囊
维生素B_1	视觉神经的营养来源之一，如缺乏，容易引起眼睛疲劳	动物肝脏、肉类、豆类、坚果等
维生素B_2	视觉神经的营养来源之一，如缺乏，易引起角膜炎	猪肉、鸡肉、鳝鱼、蘑菇、海带、紫菜等

忌高糖饮食

对于孕妈妈来说，吃太多的糖对自身和胎宝宝都有很大危害。血糖过高会加重孕妈妈的肾脏负担，不利于孕期保健。

大量医学研究表明，摄入过多的糖会削弱人的免疫能力，使孕妈妈机体抗病能力下降，更容易受到细菌和病毒的感染。所以，孕妈妈要避免高糖饮食。

一日食谱参考

餐次	用餐时间	推荐食谱
早餐	7：00~8：00	红豆大米粥1份 煮鸡蛋1个 拌虾皮柿子椒1份
加餐	10：00	黑芝麻糊1小碗
午餐	12：00~13：00	米饭1份 番茄土豆炖牛肉1份 西芹百合1份
加餐	15：00	橘子1个
晚餐	18：00~19：00	米饭1份 莲子猪肚汤1份 肉片香菇烧青菜1份
加餐	21：00	牛奶250毫升

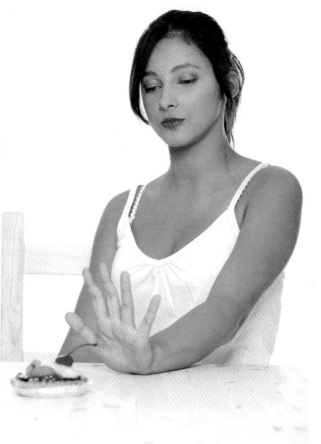

西芹百合

材料 西芹350克，鲜百合25克。

调料 植物油、葱花、姜丝、盐、水淀粉、高汤、白胡椒粉各适量。

做法

❶ 西芹洗净，斜刀切段。百合清洗干净。将二者焯水，捞出过凉。

❷ 炒锅倒油烧热，爆香葱花、姜丝，下西芹、百合、盐、高汤翻炒，淋入水淀粉，撒上白胡椒粉炒匀即可。

莲子猪肚汤

材料 猪肚150克，去心莲子5克。

调料 植物油、葱段、姜片、盐、料酒、白糖。

做法

❶ 猪肚洗净，切片。去心莲子洗净，放水中泡软。

❷ 锅内倒植物油烧热，下葱段、姜片炒香，加入适量热水，下莲子煮30分钟。

❸ 下猪肚，加盐、白糖、料酒调好口味，煮至再次开锅即可。

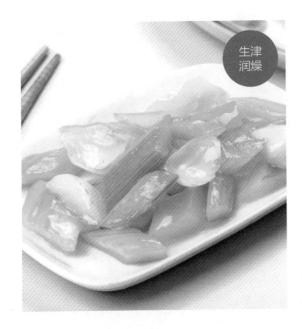

生津润燥

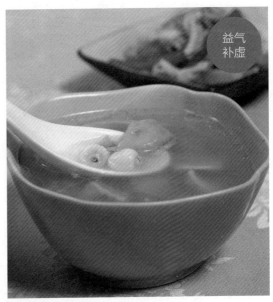

益气补虚

第18周　开始出现呼吸运动了

主食不要太少

热量多是通过主食获取的，孕中后期每天应当摄取250~350克的主食。

孕妈妈要远离的零食

食物	副作用
油条	含能影响人思维能力的铝。每天摄铝量不应超过60毫克，否则会损害人的神经
牛肉干	含大量盐。孕妈妈每天摄入的盐应控制在6克，过量容易引起高血压、动脉粥样硬化等疾病，从而影响血液循环
炸鸡翅	煎炸食物的过程中会产生对人体有害的过氧脂质，如超量摄入会损伤人体的某些代谢酶系统，影响大脑健康
休闲小吃	锅巴、虾条等小吃含大量味精、糖精和甜味素。孕妈妈如过量食用会影响胎宝宝对锌的摄取，导致胎宝宝智力发育缓慢，智力低下

专家解惑

Q 怀孕后常常会有烧心的感觉，这是怎么回事？怎样调养？

A 怀孕时，孕妈妈体内的孕激素会增多，能使食管下端控制胃酸反流的肌肉松弛，加之日渐增大的子宫对胃造成挤压，容易减慢胃内食物的排空速度，胃液很容易反流到食管，会刺激损伤食管下段黏膜。所以，在怀孕中后期，孕妈妈不时会有烧心感，在咳嗽、弯腰、用力时这种现象更容易发生。孕妈妈出现烧心感时，可以在睡觉时将头部床脚垫高15~20厘米，使上身抬高，能有效减少胃液返流。最好不要采用垫高枕头的方法，这种方法无法抬高孕妈妈的整个上身。

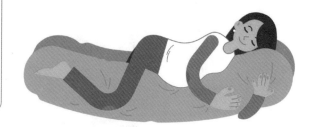

适量补充维生素A

　　孕妈妈如果缺乏维生素A，容易引发流产、胚胎发育不全或胎宝宝生长迟缓等不良现象。但是，如果过多摄入维生素A的话容易引起中毒，并且对胎宝宝也有致畸作用。在这一阶段，孕妈妈每天补充800~900微克维生素A就可以了。孕妈妈可以适当吃一些富含维生素A的食物，如动物肝脏、奶、蛋黄、鱼、胡萝卜、杏、李子等。

一日食谱参考

餐次	用餐时间	推荐食谱
早餐	7：00~8：00	牛奶250毫升 蜜汁糖藕1份 芝麻酱10克
加餐	10：00	香蕉1根 酸奶150毫升
午餐	12：00~13：00	二米饭75克 鲜菇鸡片1份 海蛎肉生菜1份
加餐	15：00	草莓5颗 面包1片
晚餐	18：00~19：00	菠菜鸡粒粥1份 猴头菇炖豆腐1份 排骨烧油菜1份
加餐	21：00	黑芝麻糊1份

推荐食谱

蜜汁糖藕

材料　藕400克，糯米150克。
调料　白糖、蜂蜜、糖桂花各适量。
做法

① 藕去皮，洗净，将一端切下，沥干。糯米洗净，浸泡4小时，加白糖拌匀，灌入藕孔，将切下的藕节放回原位，用牙签固定，大火蒸1小时，取出，去掉牙签和藕节头，切厚片。

② 锅中加水、白糖、蜂蜜、糖桂花烧开，放藕片烧至汁略浓即可。

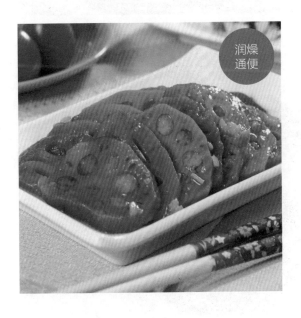

润燥
通便

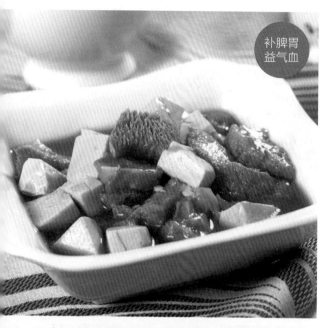

补脾胃
益气血

猴头菇炖豆腐

材料 猴头菇250克，豆腐300克，笋片、油菜心适量。

调料 盐、料酒、植物油各适量。

做法

❶ 猴头菇洗净，撕块。豆腐洗净，切块，在盐水中焯烫，捞出待用。

❷ 炒锅置火上，倒油烧热，放入猴头菇、豆腐煎炒片刻，加入适量清水，调入盐、料酒烧煮。

❸ 待入味后，放入笋片、油菜心，炒匀至笋片、油菜心熟即可。

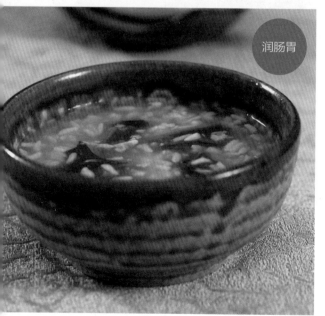

润肠胃

菠菜鸡粒粥

材料 大米100克，菠菜150克，鸡肉50克。

调料 盐、胡椒粉各适量。

做法

❶ 大米洗净，浸泡30分钟。鸡肉洗净，剁成蓉。菠菜洗净，切段。

❷ 锅置火上，加适量水烧开，放入大米煮至黏稠，放入鸡肉蓉煮熟，加入菠菜段稍煮，放盐、胡椒粉搅匀即可。

第19周 五官正在加紧发育

补充蛋白质和新鲜蔬菜水果

本周的饮食中要多增加肉、鱼、虾、豆制品来满足孕妈妈和胎宝宝对蛋白质的需要。

孕妈妈还要多吃新鲜的蔬菜和水果，补充维生素、膳食纤维及矿物质，其中的膳食纤维有助于预防便秘。

进入孕5月，孕妈妈已经显现出比较明显的孕妇体形了。不少孕妈妈在这个月体重增长速度会超过0.35千克这个平均增长标准值，这时孕妈妈应关注自己的宫高和腹围是否在正常范围内，并结合体重有针对性地补充营养。

不要总吃精米精面

有的孕妈妈只吃精米和精面，而其中所含的微量元素和维生素常常已经流失，这容易造成孕妈妈和胎宝宝体内微量元素和维生素的缺乏。孕妈妈如果缺乏微量元素，可能会引起早产、流产、死胎、畸胎等。

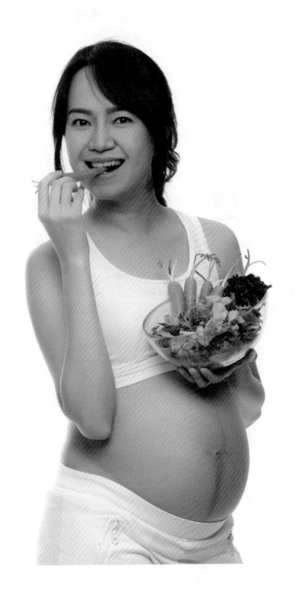

现在的很多蔬菜个头很大，十分艳丽，而且上市很早，这是因为菜农在种植的过程中使用了膨大剂或催熟剂，而膨大剂和催熟剂对人体是有害的，所以在买蔬菜的时候，不要买那些个头过大甚至畸形的蔬菜，要买个头正常的蔬菜。

一日食谱参考

餐次	用餐时间	推荐食谱
早餐	7：00~8：00	三鲜小馄饨1碗 南瓜饼1个
加餐	10：00	花生10颗
午餐	12：00~13：00	山药蒸肉饭1份 虾仁烩冬瓜1份 红烧排骨1份 豆腐白菜汤1份
加餐	15：00	苹果1个
晚餐	18：00~19：00	米饭1份 盐水鸭肝1份 蒜蓉西蓝花1份 韭菜炒豆芽1份
加餐	21：00	酸奶150毫升

推荐食谱

虾仁烩冬瓜

材料　干虾仁10克，冬瓜250克。
调料　葱花、花椒粉、盐、水淀粉各适量，植物油各适量。

做法

❶ 干虾仁洗净。冬瓜去皮，去瓤，洗净，切块。

❷ 炒锅倒入植物油烧至七成热，下葱花、花椒粉炒出香味。

❸ 放入冬瓜块、干虾仁和适量水烩熟，用盐调味，水淀粉勾芡即可。

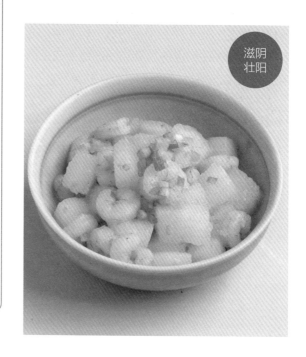

滋阴
壮阳

盐水鸭肝

材料 鸭肝250克。

调料 葱段、姜片、蒜片、大料、花椒粒、盐、酱油各适量。

做法

1. 鸭肝洗净，去除鸭油。
2. 锅内加水，放入鸭肝、葱段、姜片、蒜片、大料、花椒粒、盐、酱油煮至开锅，转小火煮十分钟，捞出，将鸭肝切成任意形状装盘即可。

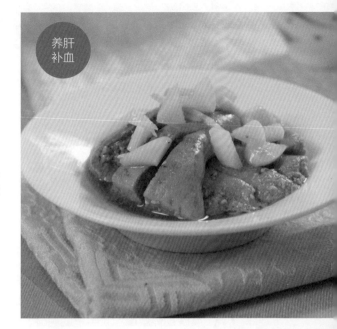

养肝
补血

山药蒸肉饭

材料 大米150克，山药、猪五花肉各100克。

调料 盐、胡椒粉、植物油、葱花各适量。

做法

1. 大米淘洗干净。山药洗净，去皮切丁。五花肉去皮，洗净，切成小肉丁。
2. 锅置火上，倒油烧热，放入山药丁炸至酥，捞出沥油备用。锅底留油烧热，再放入五花肉丁，炒至肉香酥，加山药丁、盐、胡椒粉炒香，盛出备用。
3. 将大米放入蒸锅中，加适量水和山药丁、五花肉丁，用大火蒸熟，撒上葱花即可。

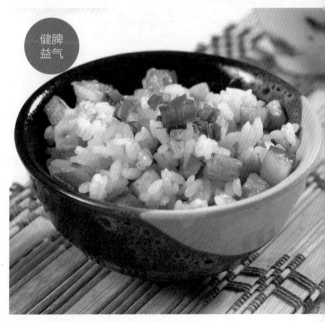

健脾
益气

第20周 在妈妈肚子里很快乐

体重增加太多要注意了

有的孕妈妈食欲和消化都特别好，常食鸡鸭鱼肉等，导致体重猛增。其实，孕妈妈的体重不是增加得越多越好。

女性怀孕后，体重增加是正常现象，但孕期体重增加与孕前体重有关，一个体重100千克的肥胖女性比体重50千克的女性孕期增加的体重要多得多。一般来说，孕妈妈孕期体重增加10~12千克，孕晚期体重增加较孕早期明显。

专家解惑

Q 我怀孕5个多月，昨天在医院检查时医生怀疑胎宝宝生长迟缓，这是为什么呢？

A 胎宝宝在宫内生长迟缓的原因很多，其中一个原因是孕妈妈在孕期的营养摄取不足，特别是蛋白质和热量摄取不足。有一些孕妈妈怕形体变化太大，不敢多吃东西，经常节食，这样会对胎宝宝的生长发育不利。此外，孕期如患有妊娠期高血压疾病、严重糖尿病、贫血、慢性肾炎或合并产前出血等，也容易导致胎宝宝宫内生长缓慢。

如果孕妈妈体重过度增加，则容易诱发糖尿病、高血压和高脂血症，同时造成营养过剩、脂肪堆积，胎宝宝也会长得过大，容易出现难产。此外，孕妈妈体重过高，也加大了产后恢复的难度。

一日食谱参考

餐次	用餐时间	推荐食谱
早餐	7：00~8：00	牛奶250毫升 豆包1个 鸡蛋1个
加餐	10：00	栗子5颗
午餐	12：00~13：00	米饭1份 蒜蓉空心菜1份 番茄炖牛腩1份
加餐	15：00	藕粉1份
晚餐	18：00~19：00	西蓝花三文鱼炒饭1份 香干芹菜1份 肉末茄子1份 红烧带鱼1份
加餐	21：00	牛奶250毫升

番茄炖牛腩

材料 牛腩200克，番茄100克。

调料 葱花、姜片各10克，桂皮、大料各3克，盐、老抽、料酒各少许。

做法

① 牛腩洗净，切大块。番茄洗净，切块。

② 锅中油烧至七成热，爆香葱花、姜片、桂皮、大料，加入牛腩块翻炒，调入老抽、料酒炒匀。

③ 电炖锅加适量清水煮开，倒入炒好的牛肉，撇去浮沫，小火炖1小时，加入番茄块煮至熟透，加盐调味即可。

西蓝花三文鱼炒饭

材料 三文鱼100克，西蓝花50克，米饭80克。

调料 盐1克。

做法

① 西蓝花洗净，切小块，入沸水中焯好，捞出控干，切碎。三文鱼洗净备用。

② 锅中倒油烧热，放入三文鱼煎熟，盛出，凉至不烫手时用刀切碎。

③ 另起油锅，将西蓝花和三文鱼翻炒片刻，倒入米饭炒散，加盐炒匀即可。

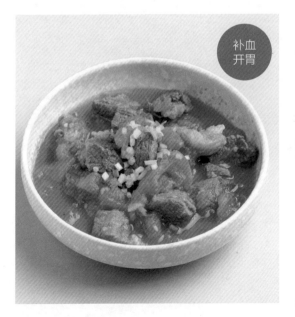

补血开胃

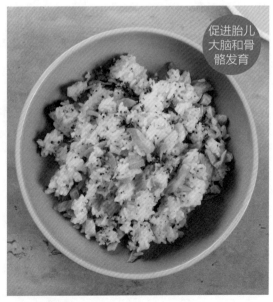

促进胎儿大脑和骨骼发育

孕6月　补铁很关键

胎宝宝和孕妈妈的情况

	孕妈妈的变化	胎宝宝的变化
第21周	○ 油性肤质的孕妈妈头发出油变得更加严重，干性肤质的孕妈妈头发变得更加干燥 ○ 乳腺开始为分泌乳汁做准备	○ 消化系统开始发挥作用了，小肠进行放松和收缩的反复运动 ○ 胎宝宝开始做吞咽羊水的动作
第22周	○ 孕吐症状完全消失，孕妈妈的胃口开始好转起来 ○ 身上可能突然会长出痣来，乳房变大，开始出现妊娠纹	○ 眼皮和睫毛在不断发育着，长出了手指甲 ○ 恒牙的牙胚在不断发育着 ○ 宝宝有了一定的听力，能听到外面的声音了
第23周	○ 腹部明显增大，臀部、面部和手臂变得丰满起来 ○ 胸部有胀满感	○ 会做一些简单动作了，比如抓抓鼻子、揉揉小脸，还会撅嘴了呢 ○ 胎宝宝有着皱巴巴的皮肤和覆盖全身的汗毛，汗毛的颜色开始加深
第24周	○ 脸部看起来有点肿，激素水平的变化还容易导致鼻塞 ○ 乳晕的颜色进一步加深	○ 肺部及相关组织器官正在发育，为呼吸做好准备 ○ 胎宝宝仍有可能吞咽羊水，头部显得偏大

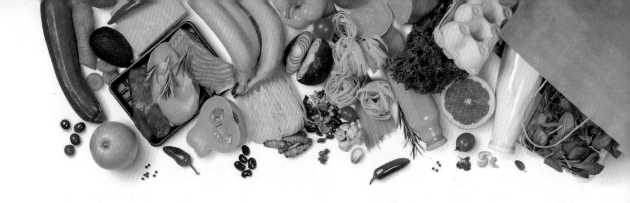

本月注意事项	饮食注意事项	适合在孕6月吃的食物
○ 高龄孕妈妈和需要站立工作的孕妈妈要小心静脉曲张 ○ 最好穿低跟或平底的鞋子，多做抬腿动作和按摩腿部，能有效减轻腿部的疲劳感	○ 选择能强化肠胃功能的饮食 ○ 多食能促进骨骼发育的食物，如排骨、牛奶、虾皮等 ○ 多食海藻类食物，能预防便秘，促进胎宝宝的生长发育 ○ 降低盐的摄入量，多食用高蛋白食物	○ 富含蛋白质的食物，如肉、鱼、虾、蛋、豆制品、乳类等 ○ 富含维生素和矿物质的食物，如蔬菜、蛋类、动物肝脏、乳类、豆类、瘦肉、新鲜水果等 ○ 富含纤维素的食物，如红薯、南瓜、芹菜和各类水果等
○ 补充足够的铁元素，能预防贫血 ○ 保持每天喝6~8杯水 ○ 养成按摩乳房的习惯		
○ 控制盐的摄入。摄入过多盐容易导致浮肿，因此每天摄入的盐应控制在6克以下		
○ 进行规律的运动，锻炼自己，以应对整个分娩过程和在这个过程中出现的阵痛 ○ 充分摄取叶酸，预防贫血		

营养指南：注意补铁、控盐

⋑ 饮食注意

1 孕21~24周，胎宝宝生长发育很快，骨骼开始钙化，大脑细胞增加到160亿个左右就不再增加，而大脑的重量在继续增加，孕妈妈应摄取各种营养来满足母体与胎宝宝的需要，尤其应该增加蛋白质、钙、铁、碘的摄入量。

2 盐的使用应有所节制，每天盐的摄入量不得超过6克，避免加重水肿现象。

3 多吃富含膳食纤维的蔬菜、水果，多喝牛奶，可促进排便，防止便秘。

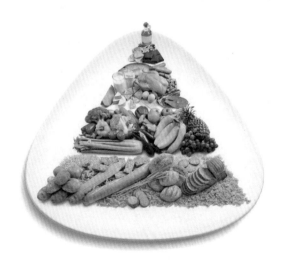

⋑ 巧用饮食除口臭

孕期容易发生口臭，主要原因是孕妇体内孕激素水平增高，使牙龈毛细血管扩张、弹性减弱，血管壁通透性增加，易引起牙齿炎症，从而导致口臭，这些症状会在产后自行缓解。所以，在孕期应注意口腔卫生，同时饮食应加以节制。

第 **1** 步

多食用含膳食纤维的食物，既可以减少口腔内食物残渣的残留，也可以清理肠胃，减少毒素产生。

第 **2** 步

注意平时的饮食要有所节制，不要暴饮暴食，少吃不容易消化的食物，不给肠胃增加负担，从根本上治愈口臭，恢复清新口气，保证身体健康。

第 **3** 步

吃完饭随时刷牙、清理口腔，注意口腔卫生。

关键营养素：铁

铁	有效预防新生儿贫血

什么是铁

铁是组成血红蛋白和肌红蛋白的原料，血红蛋白参与氧的运输和存储，所以铁既是制造红细胞的主要材料，又是为机体组织细胞输送氧气的工具。对于孕妈妈来说，体内充足的铁储备可以预防和治疗因缺铁而引起的贫血，增强机体对疾病的抵抗力，促进维生素B族代谢，使皮肤拥有良好的血色，还能为胎宝宝的发育输送营养。

铁的来源

食物中的铁分为两种，一种为血红素铁，存在于动物性食品中；另一种为非血红素铁，在植物性食品中存在。

动物性食品颜色越深，含铁量越高，动物肝肾、动物血、红色瘦肉、蛋黄、海产品等都富含铁。

植物性食品中富含铁的有海带、紫菜、发菜、黑木耳、豆类、黑芝麻、芦笋和桃等。

最佳摄入量

孕妈妈怀孕期间铁的需求量达到孕前的两倍，每天15~20毫克，孕晚期及哺乳期每天的摄入量为30~35毫克。

缺乏铁的危害

孕期缺铁会引起缺铁性贫血，影响身体免疫功能，出现皮肤苍白、容易疲劳、头晕乏力、食欲不振等症状，还会干扰胚胎的正常分化、发育和器官的形成，导致早产，甚至导致出生后智力低下。

富含铁的食物（每100克可食部分）

食材	含量（毫克）	食材	含量（毫克）
猪肝	22.6	蛋黄	6.5
羊肝	75	猪血	8.7
牛肝	6.5	黑木耳(干)	98

重点食材推荐：牛肉、猪血

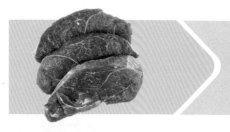

牛肉
强身健骨的"肉中骄子"

◯ 对孕妈妈的益处

增强体质

牛肉所含的蛋白质和氨基酸能提高孕妈妈的抗病能力，对产后的身体恢复也很有好处。牛肉中还含有维生素B$_6$和锌，能够提高孕妈妈的免疫力。含量丰富的铁有助于血红素的生成，促进细胞热量的产生，从而产生体力。

生肌补血

牛肉中富含肌氨酸，并且含有丰富的锌、铁、维生素、左旋肉碱等物质，对肌肉的生长有很好的作用，还能预防妊娠期缺铁性贫血。锌有利于神经系统的发育，对孕妈妈和胎宝宝都有益处。

预防骨质疏松

牛肉中含维生素D和钙，能够巩固骨骼及牙齿，预防佝偻病和骨质疏松。孕妈妈对维生素D的需求量是普通人群的两倍，所以牛肉非常符合孕妈妈的需要。

◯ 最佳食用量及食用方法

牛肉不宜多吃，以每餐食用50~100克为宜。

牛肉应该横切，不能顺着纤维组织切，否则不仅没法入味，而且嚼不烂。

炖牛肉时需要加热水，不要加冷水，这样可以使牛肉表面的蛋白质迅速凝固，防止氨基酸流失，并且能保持肉质鲜美。

◯ 食用须知

牛肉中含中等量的胆固醇，所以高脂血症患者忌食。

◯ 营养巧搭配

牛肉+土豆=提高营养价值

牛瘦肉与土豆搭配食用，可用牛瘦肉富含蛋白质的优势弥补土豆的不足，而土豆提供了足够量的热量，不至于耗费牛瘦肉蛋白质用于供给热量。两者合理搭配，大大地提高了营养价值。

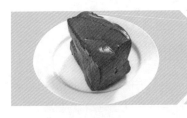

猪血
富含铁的人体"清洁剂"

对孕妈妈的益处

富含优质蛋白质

猪血中含有的优质蛋白质能够为孕妈妈的健康和胎宝宝的成长提供丰富的营养补充，而且猪血中含有人体必需的8种氨基酸，还含有多种矿物质，属于低脂肪、低热量食物，适合孕妈妈食用。

清除有害物质

猪血中的血浆蛋白经胃酸和消化酶分解后会产生一种可解毒、滑肠的物质，这种新物质能与侵入人体的粉尘、有害金属微粒发生生化反应，变成不易被人体吸收的废物，然后排出体外。因此，常吃猪血有助于排出体内有害物质。

提高机体免疫力及抗衰老

猪血所含的锌、铜等矿物质，具有提高机体免疫功能和抗衰老的作用。猪血中的卵磷脂能抑制低密度脂蛋白胆固醇的有害作用。

最佳食用量及食用方法

猪血以每次食用25~50克为宜。

猪血可以采用炒、炖等烹调方法，烹调过程中最好加一些葱、姜等调料，以去除猪血本身的异味。

食用须知

腹泻等疾病患者不要食用猪血，防止病情加重。

营养巧搭配

猪血+菠菜=养血止血

菠菜含有丰富的维生素，性凉味甘，有养血、止血、敛阴、润燥的功能；猪血含有丰富的蛋白质和矿物质铁元素，具有生血功能。猪血配菠菜有养血、润燥、敛阴、止血的功能，适合血虚肠燥、贫血及出血等的孕妈妈食用。

如何改善孕期贫血

孕期贫血的症状

贫血的孕妈妈会脸色发黄、指甲苍白脆弱，还会感到头晕、乏力、耳鸣、失眠、怕冷。随着贫血的加重，还会出现心悸、气促、注意力不集中及腹胀等，症状严重者可发生心力衰竭。孕期血红蛋白浓度低于每升110克可以诊断为贫血。

贫血是孕妈妈孕期常见的病症之一，通常引起贫血的原因是缺乏叶酸或缺铁。到了孕晚期，孕妈妈的血容量大约增加1200毫升，血液被稀释，红细胞数和血红蛋白浓度相对减少，而胎盘和胎宝宝的发育都需要铁的参与，使得铁的需求量达到孕前的2倍，加上孕妈妈怀孕后胃酸分泌减少也影响了对饮食中铁的吸收，如果孕后未能通过饮食摄取足量的铁，就很容易发生缺铁性贫血。

对孕妈妈和胎宝宝的影响

孕妈妈贫血会造成身体组织细胞供氧减少，胎宝宝在子宫内生长发育缓慢，严重时还会发生胎儿缺氧，甚至引起早产。

改善孕期贫血的小方法

1. 补铁的同时不宜服用含钙量高的食品，如牛奶等。最好选择在两餐之间喝牛奶。

2. 除了多吃富含铁的食物以外，每天还要摄入足量的蛋白质、维生素C、维生素B_1、维生素B_2，以辅助铁的吸收。

3. 如果孕妈妈已经患有比较严重的贫血，就需要在医生的指导下根据贫血的程度补充铁剂。

能改善孕期贫血的食物

食物类型	食物名称
动物肝脏	猪肝、牛肝、羊肝、鸡肝等
动物血	猪血、鸭血、鸡血等
蔬菜	胡萝卜、菠菜、萝卜干
水果	柠檬、橘子、樱桃、荔枝、红枣、草莓、龙眼肉等
其他	木耳、黑豆、肉类、鱼类、禽蛋

改善孕期贫血的推荐食谱

猪血炖豆腐

材料　猪血、北豆腐各150克。

调料　葱花、花椒粉、姜末、盐、植物油各适量。

做法

❶ 猪血和北豆腐洗净，切块。

❷ 炒锅置火上，倒入适量植物油烧至七成热，加葱花、姜末和花椒粉炒香。

❸ 放入猪血块和豆腐块翻炒均匀，加适量清水炖熟，用盐调味即可。

蘑菇木耳炒鸡蛋

材料　蘑菇200克，鲜木耳300克，鸡蛋4个。

调料　葱末、盐、植物油各适量。

做法

❶ 蘑菇洗净，切丝。木耳洗净，撕小片。鸡蛋打散，加盐调匀待用。

❷ 炒锅上火，倒油烧热，下入葱末煸香，加入蘑菇、木耳及盐炒匀，最后加入鸡蛋液炒熟即可。

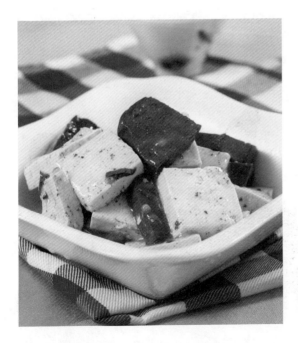

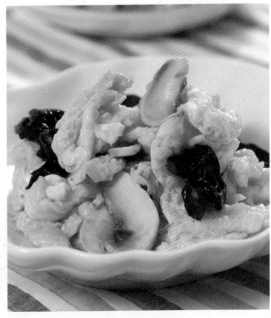

第21周 头身比例比较匀称了

增加热量和维生素的摄入

在这个月，孕妈妈身体所需的热量有所增加，应多吃一些红薯、南瓜、芋头等食物。维生素可以从绿叶蔬菜中获得。

要避免营养过剩

从得知怀孕的那天起，孕妈妈就被各种各样的营养美食包围着，孕妈妈总是担心胎宝宝的营养供给不足，时间长了，反而容易因吃得太多而引发各种营养过剩导致的疾病。

在怀孕期间，如果孕妈妈吃得太多，特别是摄取过量糖类和脂肪类食物，出现营养过剩，加上活动量不够，容易使孕妈妈体重增加过快，从而导致孕妈妈血压偏高，也会使胎宝宝过大，给分娩增加困难。如果孕妈妈过重，还会给哺乳造成一定困难，导致乳腺管导堵塞或畸形，引发乳腺炎，无法给新生儿喂哺。

要注意补铁

缺铁容易导致缺铁性贫血。怀孕后，母体需血量明显增加，对铁的需求量也会相应增加。胎宝宝自身造血和身体的生长发育都需要大量的铁，且只能靠母体供给。此外，为了应对分娩时出血和保证胎宝宝出生后的哺乳，也需要在孕期储备一定量的铁。

如果孕妈妈从食物中摄入的铁不足以纠正缺铁性贫血，可以通过适当补充铁剂来提升血红蛋白水平，铁剂的补充应遵从妇产科医生的方案。

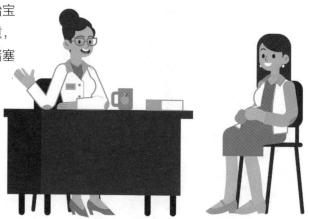

Q 最近经常有头晕目眩，甚至眼前发黑的现象，这是怎么回事？

A 到了孕中期，胎宝宝生长得比较迅速，使得子宫的循环血量增加，会使一部分血液分流到子宫。这样的话，原来血压就偏低的孕妈妈会因为头部血流量减少而出现头晕目眩及眼前发黑等大脑供血不足的不适现象。

一日食谱参考

餐次	用餐时间	推荐食谱
早餐	7：00~8：00	南瓜粥1份 鸡蛋1个 小菜1份
加餐	10：00	水果沙拉1份
午餐	12：00~13：00	海鲜炒饭1份 萝卜烧牛肉1份
加餐	15：00	苹果1个
晚餐	18：00~19：00	羊肉汤粉1份 香肠炒荷兰豆1份
加餐	21：00	酸奶200毫升

推荐食谱

萝卜烧牛肉

材料 牛肉150克，白萝卜、胡萝卜各150克，熟栗子80克。

调料 盐3克，葱段、姜片、酱油、料酒各5克。

做法

❶ 白萝卜和胡萝卜洗净，去皮，切块。牛肉洗净，切块。熟栗子去壳，去皮。

❷ 牛肉块放入凉水锅中煮至七成熟，捞出。

❸ 锅烧热放油，　　　　将葱段、姜片爆香，放牛肉块、沸水、酱油、料酒，用大火烧开，放入白萝卜块、胡萝卜块煮软，加熟栗子、盐，稍煮收汁即可。

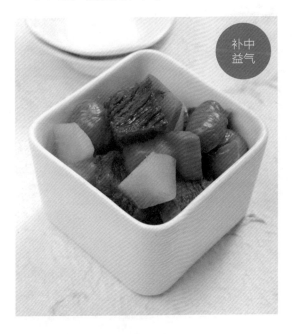

补中益气

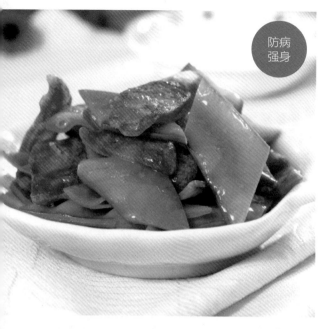

香肠炒荷兰豆

材料 荷兰豆200克，中式香肠100克。

调料 蒜末、盐、水淀粉各适量。

做法

① 将中式香肠放在锅里蒸一会儿，稍软时取出，切片。

② 荷兰豆用清水洗净，择去两头边筋，放入开水中焯一下，颜色变深时捞出，放在漏勺上沥干水分，从中间斜切成小段。

③ 锅烧热，放油，倒入蒜末炒香，投入荷兰豆、香肠片，加少许盐翻炒，淋上水淀粉即可。

防病
强身

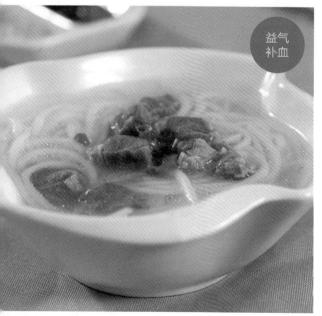

羊肉汤粉

材料 米粉250克，羊肉200克。

调料 姜粉、葱花、蒜泥、酱油、胡椒粉各适量，五香料袋1包。

做法

① 羊肉洗净，入沸水中焯一下，沥干水，把姜粉、葱花抹在羊肉上腌5分钟，切块。

② 锅内放水1000毫升，放入羊肉块、五香料袋，水沸后撇去浮沫，以中火焖约1小时。捞出料袋，放入米粉，加酱油、胡椒粉、葱花，煮至米粉软烂，再加入蒜泥调味即可。

益气
补血

第22周　长出指甲了

白天多喝水，晚上少喝水

除了必要营养物质的摄入，孕妈妈还要多喝温开水，以保证尿路畅通，预防尿路感染。如果孕妈妈有浮肿，要白天多喝水，晚上尽量少喝。

专家指导

- 孕妈妈的睡眠时间：孕妈妈的睡眠时间应该比普通的女性多一些，每日最低不能少于8小时，还要保证午睡，午睡时间以半小时到1小时为宜，最长不要超过2小时，以免影响夜间睡眠。

- 孕妈妈的睡眠姿势：孕妈妈卧床时要采用适于胎宝宝发育的姿势。在孕早期，孕妈妈可以平卧在床上，膝关节和脚下各垫一个枕头，使全身肌肉得以放松。孕中后期的孕妈妈宜采用左侧卧位，可以用枕头支撑腰部，两腿稍弯曲。下肢浮肿或静脉曲张的孕妈妈可以将腿部适当垫高。

吃饭时不要太急太快

孕妈妈进食是为了补充足够的营养，保证自身和胎宝宝的需要。吃饭时如狼吞虎咽，食物没有经过充分咀嚼就进入胃肠道，对营养吸收不利。狼吞虎咽的弊端主要有以下两方面。

1 无法使食物与消化液充分接触。食物未经充分咀嚼就进入肠胃道，与消化液接触的面积会大大缩小，影响食物与消化液的混合，相当一部分营养不能被吸收，这会降低食物的营养价值，对孕妈妈和胎宝宝都不利。此外，食物咀嚼不充分还会加大肠胃的负担或损伤消化道黏膜，易导致肠胃病。

2 减少消化液的分泌。人体靠消化液中的各种消化酶将食物的大分子结构变成小分子结构。慢慢咀嚼食物会促进胃液分泌，这与食物直接刺激胃肠相比，消化液分泌量更大，含酶量更高，持续时间更长，有利于人体摄取食物中的营养。

一日食谱参考

餐次	用餐时间	推荐食谱
早餐	7: 00~8: 00	绿豆粥1份 鸡蛋饼1个
加餐	10: 00	柚子2瓣
午餐	12: 00~13: 00	米饭1份 黄豆猪蹄汤1份 油爆鲜贝1份 紫菜蛋汤1份
加餐	15: 00	饼干2块
晚餐	18: 00~19: 00	米饭1份 香菇腐竹炒茄条1份 丝瓜鸡蛋汤1份
加餐	21: 00	牛奶250毫升

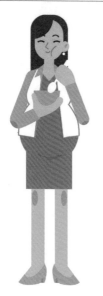

推荐食谱

黄豆猪蹄汤

材料 猪蹄400克，黄豆200克。

调料 姜片、盐各适量。

做法

❶ 黄豆用清水浸泡30分钟。猪蹄入沸水中烫一下，捞出。

❷ 锅中加水煮沸，放入黄豆、猪蹄、姜片煮2小时至猪蹄、黄豆熟烂，加入盐调味后即可食用。

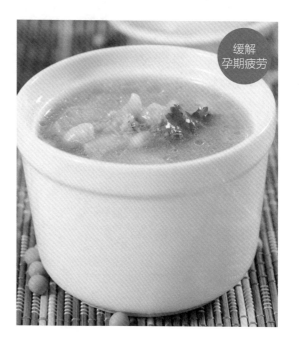

缓解孕期疲劳

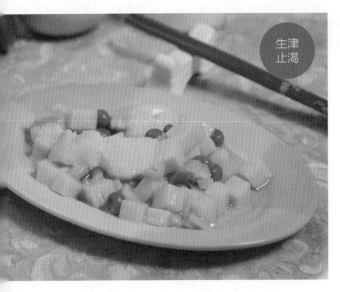

生津
止渴

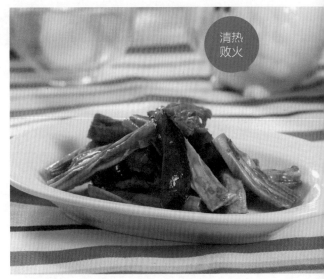

清热
败火

油爆鲜贝

材料 鲜贝150克，冬笋、鲜口蘑各80克，青豆20克。

调料 植物油、鸡油、水淀粉、料酒、鸡蛋清、盐、高汤、葱白各适量。

做法

❶ 鲜贝洗净，切小块。冬笋、鲜口蘑洗净，切小方丁。葱白洗净，剖开，切丁。青豆洗净，放入水中煮熟。将高汤、盐、水淀粉调成芡汁。

❷ 鲜贝放入沸水中焯烫，过凉，放碗中，加鸡蛋清、水淀粉、盐搅拌上劲。

❸ 锅内倒植物油烧至七成热，放入鲜贝过油，捞出。

❹ 锅底留油烧热，放入葱丁、笋丁、鲜口蘑丁和青豆稍炒，烹入料酒，加入鲜贝，迅速倒入调好的芡汁，淋上鸡油，快速炒匀即可。

香菇腐竹炒茄条

材料 香菇40克，茄子100克，腐竹50克。

调料 花椒油、蒜蓉、盐、香油各适量。

做法

❶ 茄子去蒂，去外皮，切成小指粗的条，用清水泡洗，放入蒸盘中，上屉蒸至软烂，取出用纱布包裹挤干水分。香菇用温水泡发，去柄，切成筷子粗的条，用沸水焯透，捞出，攥干水分。腐竹泡软，切段，焯透。

❷ 将茄条、腐竹段和香菇条放在小盆内，加入盐拌匀后，放上蒜蓉，立即浇入烧热的花椒油，加盖闷约5分钟至入味，淋入香油拌匀即可。

第23周　已经有听觉了

多吃润肠的食物

这段时期，孕妈妈容易便秘，应多食富含纤维素的蔬菜、水果。牛奶也有促排便的作用，孕妈妈应适当多饮。

食量比平时增加10%～20%

不少孕妈妈总是担心营养不够，大吃大喝，但缺乏运动，造成摄入和消耗不均衡，导致超重。

孕期体重增加的标准量：在整个孕期，孕妈妈体重应增加9～15千克，食量比平时增加10%～20%。身体欠佳的孕妈妈不要盲目乱补，应在医生指导下调整饮食。

孕妈妈应保持愉快的心情，合理饮食，做到营养适度、荤素搭配、适当运动，防止因营养过剩造成孕妈妈过重或让胎宝宝成为巨大儿。

避免连续高脂肪饮食

怀孕期间，孕妈妈肠道消化吸收脂肪的功能增强，血脂相应升高，体内脂肪堆积也增多。孕期热量消耗较多，而糖的储备减少，这对分解脂肪不利，会因为氧化不足而产生酮体，引发酮症，出现尿中有酮体、严重脱水、唇红、头昏、恶心、呕吐等表现。

孕产科专家认为，脂肪本身不会致癌，但如果长期多食，容易使大肠内的胆酸和胆固醇浓度增加，这些物质的蓄积容易诱发结肠癌。同时，高脂肪食物容易促进催乳素的合成，诱发乳腺癌，这对孕妈妈和胎宝宝的健康都不利。

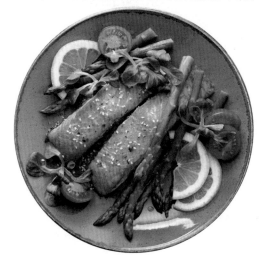

- 膳食纤维可增强孕妈妈的免疫力，促进消化，为胎宝宝提供更充足的营养来源。
- 膳食纤维有降低胆固醇、降低血压、预防糖尿病等功效，孕妈妈摄入足够的膳食纤维，可有效地预防妊娠并发症的发生。
- 孕妈妈合理补充膳食纤维，还可以起到通便、利尿、清理肠胃的作用。

一日食谱参考

餐次	用餐时间	推荐食谱
早餐	7：00~8：00	皮蛋瘦肉粥1份 凉拌金针菇1份
加餐	10：00	开心果15颗
午餐	12：00~13：00	米饭1份 宫保鸡丁1份 酸菜鱼片汤1份
加餐	15：00	面包1片
晚餐	18：00~19：00	馒头1个 熘肝尖1份 香菇豆腐汤1份 清炒菜花1份
加餐	21：00	牛奶250毫升

推荐食谱

香菇豆腐汤

材料 干香菇25克，豆腐400克，黑木耳25克，鲜笋100克。

调料 盐、香油、胡椒粉、淀粉、葱花、植物油各适量。

做法

1 鲜笋去皮洗净，切丝。豆腐洗净，切块。干香菇、黑木耳泡发，洗净，切丁，待用。

2 锅置火上，倒植物油烧热，放入香菇丁、笋丝略炒，加入豆腐块、木耳丝和适量水同煮5分钟，再加盐调味，淀粉勾芡起锅，撒上胡椒粉、葱花，淋入香油即可。

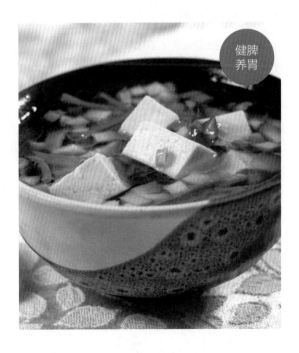

健脾养胃

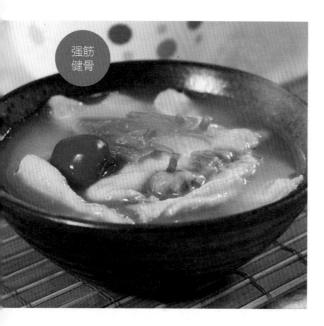

强筋
健骨

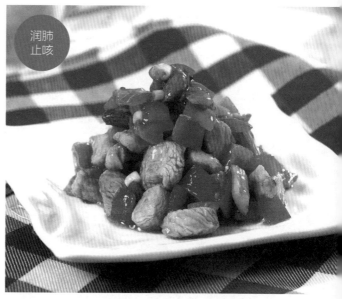

润肺
止咳

酸菜鱼片汤

材料 草鱼段250克，酸菜150克。

调料 盐、料酒、蛋清、植物油、葱丝、姜
丝各适量。

做法

❶ 先将草鱼段洗净，去骨，一只手摁住鱼
段，另一只手拿刀轻轻地将鱼段横切成
片，放入碗中。

❷ 向鱼片中加适量盐、料酒和蛋清拌匀，腌
10分钟。酸菜洗净后，整齐地平铺在砧板
上，切丝备用。

❸ 锅置火上，倒入适量油烧热，爆香葱丝、
姜丝，加入酸菜丝翻炒5分钟后，加1000
毫升清水大火煮。

❹ 汤煮开后改小火，倒入鱼片，轻轻搅拌，
待汤开后关火，放入盐调味即可。

宫保鸡丁

材料 鸡胸脯肉200克，花生米50克，青红尖椒
25克。

调料 花椒、酱油、醋、料酒、白糖、盐、水淀粉、
蒜片、姜片、葱段各适量。

做法

❶ 鸡肉洗净后拍松，再用刀切成边长1厘米的
丁。花生米洗净，放入油锅炸脆。

❷ 青红尖椒洗净，去蒂去籽，切成1厘米长的块。

❸ 将切好的鸡丁用盐、酱油、水淀粉拌匀。用
盐、白糖、醋、料酒、水淀粉、水调成芡汁。

❹ 炒锅烧热，放油烧至六成热时，放入青红尖
椒，再下花椒，随即下拌好的鸡丁炒散，同
时将姜片、蒜片、葱段下入，再加入调味汁翻
炒，起锅时将炸脆的花生米放入拌匀即可。

第24周　长满皱纹的小老头

以食补为主，不要滥服滋补药品

有的孕妈妈常常买回来许多滋补药品，比如人参蜂王浆、鹿茸、鹿胎胶、鹿角胶、胎盘、洋参丸、蜂乳、参茸丸、复合维生素丸和鱼肝油丸等，并长期服用，希望借此让胎宝宝健康发育。实际上，孕妈妈滥用补药弊多利少，容易造成不良后果。

孕妈妈应以食补为主。胎宝宝生长发育需要供给的是蛋白质、脂肪、糖、矿物质和多种维生素，这些物质在各种营养丰富的食物中存在着。孕妈妈吃得好、吃得健康、吃得营养是养胎的明智举措。

不宜长期采用高糖饮食

孕妈妈血糖高，危害大。医学研究发现，血糖偏高的孕妈妈娩出巨大儿的可能性是血糖正常孕妈妈的3倍，而胎宝宝先天畸形的发生率则是血糖正常孕妈妈的7倍。孕妈妈在怀孕期间，肾的排糖功能有不同程度的降低，血糖过高容易加重孕妈妈肾脏负担，不利于孕期保健。所以，孕妈妈不宜长期采用高糖饮食。

适当少吃盐

孕妈妈在怀孕期间容易患水肿和高血压，因此要适当少吃盐。

需要忌盐的情况

患有某些与怀孕有关的疾病，如心脏病或肾脏疾病时，必须从怀孕一开始就忌盐。体重增加过多，同时出现水肿、血压增高、妊娠中毒症状者应忌盐。

用其他调味料替代

忌盐饮食是指每天摄入的盐不超过2克。无咸味的提味品可使孕妈妈逐渐习惯忌盐饮食，如新鲜番茄汁、无盐醋渍小黄瓜、柠檬汁、香菜、醋、无盐芥末、大蒜、洋葱、韭菜、丁香、香椿、肉豆蔻等，也可饮用全脂或脱脂牛奶，以及低钠酸奶、乳制甜奶等。

Q 我怀孕6个多月了，可是肚子还不太大，比和我怀孕月数相同的朋友小多了，为什么会这样？

A 孕妈妈肚子的大小是因人而异的，有的孕妈妈子宫中的羊水较多，肚子就会显得大一些。此外，孕妈妈的肚子大小也会受到体型的影响，身材娇小的孕妈妈的肚子要比身材高大的孕妈妈大一些，这是因为身材高大的孕妈妈有更多的横向空间，使她们不特别显肚子。临床上可以通过测宫底高度的方法能大概了解胎宝宝的发育是否迟缓。宫底高度的数值应该是孕周数减5，如果不小于这个数值就属于正常范围，肚子小一点也不用担心，但如果小于这个数值就说明胎宝宝在子宫内生长迟缓，需要通过加强营养来让胎宝宝加快生长发育。

一日食谱参考

餐次	用餐时间	推荐食谱
早餐	7：00~8：00	牛奶200毫升 面包2片 煎蛋1个
加餐	10：00	核桃3个
午餐	12：00~13：00	米饭1份 红枣炖鸡1份 芹菜炒牛肉1份 家常豆腐1份
加餐	15：00	苹果1个
晚餐	18：00~19：00	发面玉米饼1份 珊瑚白菜1份 炒胡萝卜丝1份 鲫鱼丝瓜汤1份
加餐	21：00	柚子2瓣

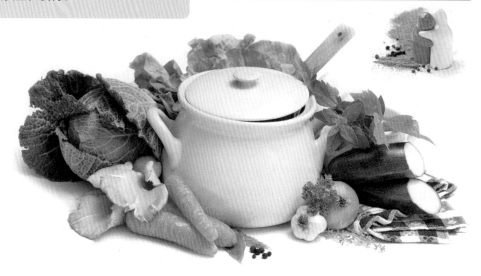

炒胡萝卜丝

材料　胡萝卜300克。

调料　蒜末、盐、植物油各适量。

做法

❶ 胡萝卜洗净，切丝。香菜洗净，切段待用。

❷ 炒锅上火，倒油烧热，下入胡萝卜丝煸炒至变软，加入蒜末，调入盐即可。

芹菜炒牛肉

材料　牛肉、芹菜各150克。

调料　料酒、生抽、葱末、姜末各少许，盐1克，植物油适量。

做法

❶ 牛肉洗净，切小片，用料酒、生抽、少许油腌渍15分钟。芹菜洗净，切小片。

❷ 锅内倒油烧热，炒香葱末、姜末，下牛肉片翻炒，加芹菜片翻炒片刻，加盐调味即可。

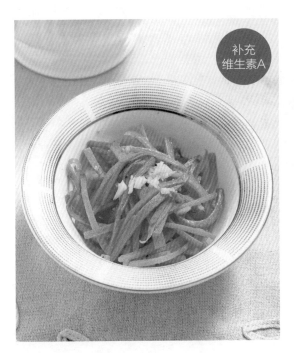

补充维生素A

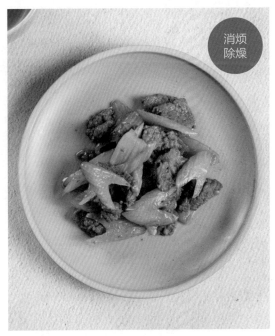

消烦除燥

孕7月 均衡营养安胎保胎

胎宝宝和孕妈妈的情况

	孕妈妈的变化	胎宝宝的变化
第25周	○ 子宫如同足球一样大小，腰腿痛会因此而更加明显，可能会感到疲惫 ○ 腹部长出更多的皮肤和肌肉，还可能出现瘙痒症状	○ 身体比例开始变得匀称，皮肤薄且有许多小细纹，几乎没有皮下脂肪，全身覆盖一层细细的绒毛 ○ 开始进行各种与呼吸有关的练习 ○ 味蕾形成完毕，已经能品尝到食物的味道了
第26周	○ 常常会有腰部疼痛、腿部痉挛和头痛等症状 ○ 可能出现暂时性思考能力下降或健忘等症状	○ 胎宝宝的体重快速增加，并能对外界的触摸做出反应了 ○ 开始做出呼吸的动作，脸部和身体逐渐向新生儿的模样靠近
第27周	○ 胳膊、腿部和脚部有时会出现浮肿 ○ 子宫变大，胸部会有疼痛的感觉 ○ 出现有规律的胎动了	○ 视网膜继续发育，内耳的神经联结已经完成 ○ 胎宝宝还会做出眨眼的动作
第28周	○ 子宫范围已经扩大到肚脐上方很远的位置上 ○ 腹部的妊娠纹十分明显，乳房上的血管相当突出了	○ 大脑细胞的数量有所增加，眉毛和睫毛生长得更加完整 ○ 头发变长，体重在不断增加着

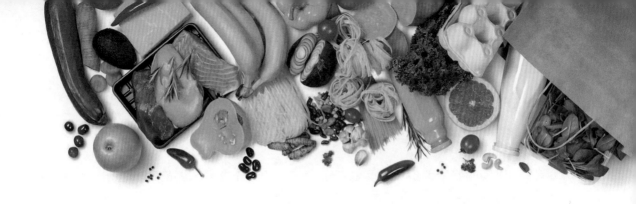

本月注意事项	饮食注意事项	适合在孕7月吃的食物
○ 如脉搏突然发生变化或手掌出现红晕时需要注意是不是与甲状腺功能异常有关 ○ 在准备服用营养品时一定要遵照医生的指示和建议	○ 多选择能增强肺功能并能帮助大脑发育的饮食 ○ 保持低水分和低盐分饮食能缓解浮肿的问题	○ 能利尿、消水肿的食物，如冬瓜、萝卜等 ○ 富含钙、铁和维生素E的食物，如大豆、牛奶、胡萝卜、玉米等
○ 胸部不适和消化不良可能会给进食造成一定的困难 ○ 摄取充足的绿叶蔬菜，可将有利消化的蔬菜放入水中微微炖煮后食用		
○ 及时补充维生素A、维生素B族和维生素E。维生素A能促进胎宝宝的生长，维生素B族对神经发育和血液细胞的形成有积极作用，维生素E能促进肌肉和红细胞生成		
○ 手部、腿部、面部和脚腕都可能出现水肿 ○ 肋骨位置会感到疼痛，还会出现心口难受和消化不良等不适		

营养指南：低盐、低糖、低脂

孕25～28周的胎宝宝生长速度依然较快，孕妈妈要多为腹中的宝宝补充营养。在保证营养供应的前提下，要注意坚持低盐、低糖、低脂饮食，避免诱发妊娠期糖尿病、妊娠期高血压疾病等。

多摄取膳食纤维、维生素及矿物质，吃足量的蔬菜水果。

少吃或不吃难消化、易胀气的食物，如油炸的糯米糕等。

如孕妈妈水肿症状较为严重，可以吃一些有助于消肿的食物，如冬瓜、胡萝卜等。

◗ 注意锌和铜的补充

锌作为人体不可缺少的营养素，参与生理代谢活动。怀孕后，孕妈妈对锌的需求量增加，这是因为除了胎宝宝的生长发育需要锌以外，孕妈妈也需要锌以帮助顺利分娩。一旦缺锌，子宫就会收缩乏力，造成胎儿无法通过产道，产妇无法顺利自然分娩。因此，在整个妊娠期间，孕妈妈都应多摄取一些含锌丰富的食物，如牛肉、芝麻、豆类等。

铜也是人体不可缺少的微量元素之一。胎膜由羊膜和绒毛膜等组成，羊膜中有胶原纤维和弹性纤维，它们决定了羊膜的弹性、脆性和厚薄。医学研究发现，胎膜早破产妇的血清铜值低于正常破膜的产妇，这说明胎膜早破可能与血清铜缺乏有关，因此孕妈妈要补充足量的铜，避免发生胎膜早破，减少新生宝宝感染的机会。富含铜的食物有豆类、海产品和动物内脏等，孕妈妈可以适量吃一些。

专家指导

◗ 孕妈妈最好穿低跟或平底的鞋子，多做抬腿动作和按摩腿部，能有效减轻腿部的疲劳感。

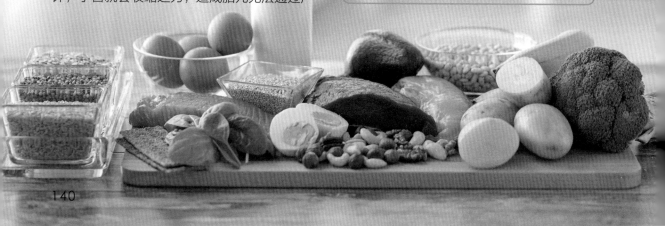

关键营养素：脑黄金

| 脑黄金 | 宝宝大脑和视网膜发育的保证 |

什么是脑黄金

脑黄金，又称二十二碳六烯酸，学名DHA，是一种对人体非常重要的多不饱和脂肪酸，是ω-3脂肪酸家族中的重要成员。脑黄金是神经系统细胞生长及功能维持的一种主要元素，是大脑和视网膜的重要组成成分，在人体大脑皮层中含量高达20%，在眼睛视网膜中所占比例最大，约占50%，因此对胎儿、婴儿的智力和视力发育至关重要。

脑黄金的来源

由于人体自身难以合成足够的DHA补充大脑营养，故需要通过饮食摄入DHA来弥补，富含脑黄金的食物并不多，主要包括鱼、蛋黄、大豆、亚麻籽、坚果等。

最佳摄入量

孕妈妈每天至少要摄入1100毫克的DHA，为补充足量的DHA，孕妈妈可以交替地吃些富含DHA的食物，如富含天然亚油酸、亚麻酸的核桃、松子、葵花籽、杏仁、榛子、花生等坚果类食品，以及海鱼、鱼油等。这些食物富含胎宝宝大脑细胞发育所需的必需脂肪酸，有健脑益智的作用。

缺少脑黄金的危害

如果孕妈妈DHA的摄入量不足，会对孕妈妈和胎宝宝造成很大的危害。

1 胎儿脑细胞生长和视网膜发育不正常，导致反应迟钝，造成智力障碍、弱视、失明。

2 胎儿无法正常进行自身中枢神经系统控制的代谢，可能引起胎儿畸形、胎死宫内，导致早产、流产等。

3 新生儿出生时体重过轻，其中年时心脏病、高血压、糖尿病的发病率高。

4 妇女在怀孕期间如果缺乏DHA，会影响胎儿大脑及神经系统的正常发育。哺乳期妈妈补充DHA，孩子的视觉和语言发展指数明显高于其他孩子。

重点食材推荐：花生、乌鸡

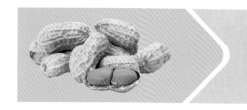

花生
让胎宝宝更加聪明的"长生果"

◗ 对孕妈妈和胎宝宝的益处

促进脑细胞发育，增强记忆力

花生含丰富的蛋白质、脂肪、氨基酸和矿物质，还含有维生素B$_1$、维生素B$_2$、烟酸等维生素，这些营养素对胎宝宝大脑及神经系统的发育都至关重要。

止血补血

中医学认为，花生红衣对各种出血性疾病有一定防治效果，对孕妈妈的造血功能有益。

预防流产或早产

花生富含维生素E，能促进胎宝宝发育，预防流产或早产，还可以软化血管，从而预防孕期心脑血管疾病。

补虚通乳

花生具有补虚生乳的功效，适用于产后少乳、体虚等，是产后的补养佳品。

◗ 最佳食用量及食用方法

每天以吃25～30克为宜。

花生炖食效果最佳，不但能够保留招牌营养素，而且还不燥热，容易消化。除此之外，花生还可采用煮、卤、炸等方法烹调食用。

◗ 食用须知

高温炒熟或油炸会破坏花生中原本的维生素，而且会使花生甘平的性质变为燥热，不宜多吃，否则会出现热证表现。

跌打损伤者不宜食用花生，否则会使血瘀不散，加重肿痛症状。

肠炎、痢疾、消化不良等脾胃虚弱者不宜食用花生，否则会加重腹泻。

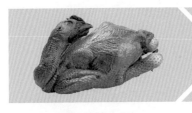

乌鸡
补气血的"药鸡"

对孕妈妈的益处

补虚强身

乌鸡含有人体不可缺少的赖氨酸、蛋氨酸和组氨酸，有相当高的滋补药用价值，富含有极高滋补药用价值的黑色素，有滋阴补肾、养血填精、退热补虚、益肝的作用，能调节人体免疫功能和抗衰老，是不可多得的滋补佳品。

预防缺铁性贫血

专家指出，动物性铁和锌类矿物质比植物性矿物质的吸收率高2倍，所以孕妈妈吃一些乌鸡可以有效防治缺铁性贫血。

预防妊娠期高血压疾病

乌鸡是低脂肪、低糖的食品，可以降低血液中的胆固醇和甘油三酯浓度，有效预防妊娠期高血压疾病。

产后调理疗效好

乌鸡对产后气血亏虚、乳汁不足引起的月经不调、经行腹痛、崩漏带下、身体瘦弱等症，均有很好的疗效。

最佳食用量及食用方法

每餐食用约100克即可。

乌鸡可采用炖、烧、煮汤等多种烹调方法。

乌鸡连骨（砸碎）熬汤滋补效果最佳。炖煮时不要用高压锅，使用砂锅小火慢炖最好。

食用须知

乌鸡不宜与葱、蒜、芥末等燥热的食物同食，否则会上火。

营养巧搭配

乌鸡+山楂=促进蛋白质的吸收

鸡肉含有丰富的蛋白质，山楂中所含的维生素B族能促进人体对蛋白质的吸收。

乌鸡+竹笋=暖胃益气

竹笋性微寒，可以清热消痰、健脾胃。鸡肉具有低脂肪、低糖的特点，与竹笋搭配，可以暖胃益气，尤其适合肥胖人群食用。

如何缓解妊娠期高血压疾病

妊娠期高血压疾病的症状

妊娠期高血压疾病是妊娠期女性所特有而又常见的疾病，不同程度的症状表现如下。

初期阶段的表现为血压轻度升高，伴有水肿和蛋白尿。怀孕20周前，血压一般等同或略低于孕前水平，怀孕20周以后，如果血压持续升高至140/90毫米汞柱或较基础血压升高30/15毫米汞柱为血压异常。水肿多由踝部开始向上发展，足部及小腿有明显的凹陷性水肿，重者达外阴部及腹部，经休息6小时以上不见消退。蛋白尿一般晚于水肿及血压升高出现。

中度妊娠期高血压疾病的症状表现为头痛、头晕、眼花、恶心、呕吐等。

严重妊娠期高血压疾病表现为意识障碍、抽搐，临床上称为先兆子痫。如果不采取紧急措施，将迅速出现全身抽搐及昏迷，还容易出现脑积液、腹腔积液、肺水肿、急性心力衰竭、胎盘早剥及急性肾功能衰竭等各种并发症，直接危及母胎生命。

正常情况下，大多数孕妈妈在孕晚期会出现足部水肿，而妊娠期高血压疾病导致的水肿多会出现在怀孕第4~6个月，且会发展到眼睑部位。如果发现体重在一周内增加500克，同时伴有水肿，就应该去医院进行检查。若1周内体重增加超过1000克，可能已存在隐性水肿，超过2000克为隐性水肿的警告值。

对孕妈妈和胎宝宝的影响

孕妈妈如出现轻度的妊娠期高血压疾病症状，要按时检测，及时控制体重，预防病情加重，产后大多可以自愈。中度患者需配合医生进行治疗，阻止病情发展。

严重的子痫前期或子痫都可能威胁孕妈妈和胎宝宝的生命。更糟糕的是，这种疾病还存在后续的隐患，比如假使产妇产下的是一名女婴，其日后患上子痫前期的风险也很高。即使孕妈妈治疗得当，躲过了子痫这一劫，日后得高血压、糖尿病、血栓性疾病的风险也会比常人高出数倍。

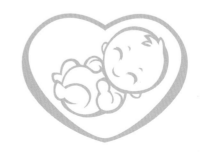

缓解妊娠期高血压疾病的食物

食物种类	食物名称
新鲜水果	雪梨、葡萄、橘子、柿子、苹果、香蕉、西瓜、桃子等
新鲜蔬菜	南瓜、芹菜、土豆、冬瓜、葫芦、茄子、茭白等
肉类	纯鸭肉、瘦牛肉、鸡肝、猪肝、鱼肉等
其他	酸奶、海参、豆浆、豆腐、玉米、红小豆、绿豆等

缓解妊娠期高血压疾病的小方法

1 保证每天摄取蔬菜500克以上，水果200～400克，多种蔬菜和水果搭配食用可增加纤维素的摄入，降低血脂，还可补充多种维生素和矿物质。

2 少摄入动物性脂肪，以植物油代替，每天烹饪用油大约20克。

3 尽量少吃或不吃糖果、点心、甜饮料、油炸食品及高脂肪食品。

4 建议孕妈妈每天食盐的摄入量不超过5克，有助于预防妊娠期高血压疾病。酱油也不能摄取过多，6毫升酱油约等于1克盐的量。

推荐食谱

鸡肝粥

材料 鸡肝2个，菟丝子10克，小米50克。
调料 葱花、胡椒粉、盐各适量。
做法

❶ 将鸡肝洗净，切条。菟丝子研成末。小米淘洗干净，待用。

❷ 锅置火上，倒入适量清水煮沸，放入小米、鸡肝和菟丝子，先用大火煮沸再转用小火熬煮至黏稠，加葱花、胡椒粉、盐调味即可。

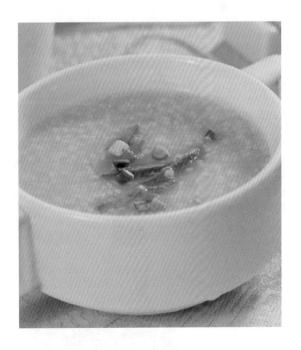

第25周　在妈妈肚子里翻跟头

每天补充75~95克蛋白质

孕妈妈每天需要补充75~95克蛋白质，以确保孕妈妈和胎宝宝的营养所需。蛋白质的含量以肉、鱼、奶酪、蛋、豆类为高，谷类中大米、小麦、玉米等蛋白质含量相对较低，所以在日常饮食中，孕妈妈要学会合理安排各种饮食的比例。

常吃花生

花生被称为"长寿果"或"植物肉"，有和胃、健脾、滑肠、润肺、化痰、养气的作用。花生含有丰富的植物油脂，同时含有人体必需的不饱和脂肪酸，其含量远比猪油等动物油要高。此外，花生中各种微量元素和维生素含量也相当丰富，是一种营养全面的食品，适合孕妈妈经常食用。

少食罐头食品

孕妈妈最好少食罐头食品，因为罐头食品在制作过程中都经过了高温杀菌处理，所以罐头食品的营养价值并不高，食物中的维生素和其他营养成分都已经受到一定程度的破坏。

增加膳食纤维摄入量，预防孕中晚期便秘

孕妈妈可在饮食中适量增加富含膳食纤维的食物，能促进肠道蠕动、保护肠道健康、预防便秘。膳食纤维还能帮助孕妈妈控制体重，预防龋齿，预防糖尿病、乳腺疾病、结肠癌等多种疾病。

建议孕妈妈每天摄入25克左右的膳食纤维。要摄入这25克膳食纤维，孕妈妈每天大约吃60克魔芋、50克豌豆和75克荞麦馒头就够了。

注：此处的食材类别和克数是建议用量，读者可根据实际情况调整。

Q 怀孕7个月了，现在经常感到腰酸背痛的，如何才能缓解？

A 孕妈妈从现在开始就一定要注意充分休息，不要过于劳累，避免经常弯腰，也不要长久站立，晚上睡觉时可以将枕头或坐垫垫在膝窝下面，白天脚上最好穿一双轻便低跟或平跟的鞋子。在饮食上，可以多摄取富含钙的食物，能帮助减轻腰背不适，在腰痛厉害时用热水袋做一下热敷也能减轻疼痛。

一日食谱参考

餐次	用餐时间	推荐食谱
早餐	7：00~8：00	全麦面包1份 酱猪肝1份
加餐	10：00	苹果1个
午餐	12：00~13：00	饺子1份 韭菜烧猪血1份 黑椒牛柳1份
加餐	15：00	水煮蛋1个
晚餐	18：00~19：00	米饭1份 带鱼扒白菜1份 鸡蛋羹1份
加餐	21：00	牛奶250毫升

推荐食谱

韭菜烧猪血

材料 猪血100克，韭菜50克。

调料 葱花、花椒粉、盐、植物油各适量。

做法

❶ 猪血洗净，切块。韭菜择洗干净，切寸段。

❷ 锅内倒油烧至七成热，撒入葱花、花椒粉炒出香味。

❸ 倒入猪血块翻炒均匀，加适量清水大火烧沸，转小火烧8分钟，放入韭菜段炒熟，用盐调味即可。

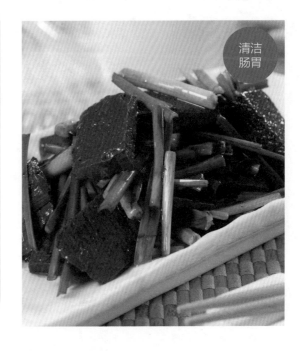

清洁肠胃

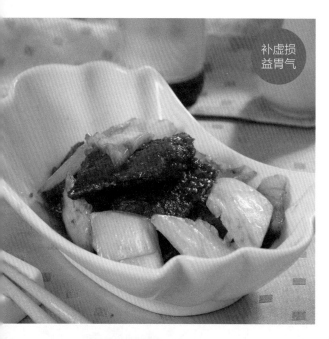

补虚损
益胃气

带鱼扒白菜

材料 带鱼段、大白菜各100克。

调料 葱花、姜片、蒜片、花椒粉、醋、酱油、料酒、盐、植物油各适量。

做法

❶ 带鱼段洗净。白菜洗净，切段。

❷ 锅内倒油烧至四成热，放入带鱼煎至两面金黄，取出。

❸ 锅内留底油，炒香葱花、姜片、蒜片，倒入白菜、带鱼，烹入醋、酱油、料酒、水烧开，放花椒粉、盐，炖15分钟即可。

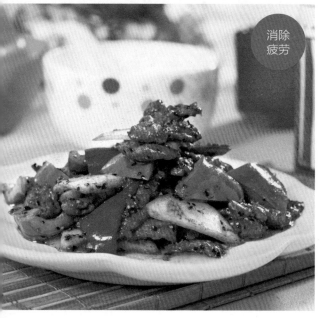

消除
疲劳

黑椒牛柳

材料 牛肉300克，青红椒30克，黑胡椒末5克，鸡蛋1个（取蛋清）。

调料 葱段、蒜末、姜片、清汤、料酒、白糖、淀粉、水淀粉、盐、植物油各适量。

做法

❶ 将牛肉洗净，切片，加盐、淀粉、蛋清抓至上劲。青红椒洗净，去蒂除籽，切块。

❷ 锅置火上，倒植物油烧至五成热，下牛肉片滑炒至熟，加姜片、葱段、蒜末、黑胡椒末煸炒，出香味后加青红椒略炒，加入料酒、清汤、白糖、盐调味，用水淀粉勾芡即可。

第26周　小手能摸到小脚了

根据体重来选择食物

如果孕妈妈现在体重增加较快的话，可以用土豆、玉米、白薯、山药、南瓜、板栗、莲藕代替米面作为主食。反之，如果孕妈妈的体重增长较慢，就需要多吃一些米面、松子、瓜子、肉类等食物，这样粗细粮及坚果等搭配调换着进食，能起到控制热量和脂肪摄入的目的。

少吃动物肝脏

在怀孕期间，特别是怀孕前3个月，孕妈妈每天摄入的维生素A如果超过2400微克，就容易导致胎宝宝畸形。日常饮食中动物肝脏中维生素A含量较高。因此，为了胎宝宝的健康和安全，孕妈妈不宜多食动物肝脏及其制品。

为了保证孕妈妈在孕期所需维生素A的摄入，孕妈妈可以多食用些富含β-胡萝卜素的新鲜果蔬，因为胡萝卜素可以在人体中转变为维生素A，且一般无摄入过量之虞，同时还能补充叶酸，可有效预防无脑儿等胎儿畸形。

蔬菜至少选择4种

蔬菜中含有丰富的膳食纤维、矿物质和维生素，孕妈妈每天宜摄取蔬菜300～500克。其中，绿、黄、红、黑等有色蔬菜营养更加丰富，宜多食用。

专家解惑

Q 怀孕后，感觉睡眠质量下降很多，经常做噩梦，梦见自己从高处掉下去或者发生梦魇，这使我很不安，请问如何解决？

A 怀孕期间，许多孕妈妈都会有睡眠不好的现象，这主要是潜意识中就对怀孕、分娩和即将要成为妈妈的事实有很多困惑或紧张导致的。所以，不少孕妈妈会梦到到处跑或突然从什么地方坠落。孕妈妈不要过分担心，只要放松自己的心情，白天适当进行散步、体操等活动，就能帮助缓解紧张情绪，睡眠质量自然能够提高。

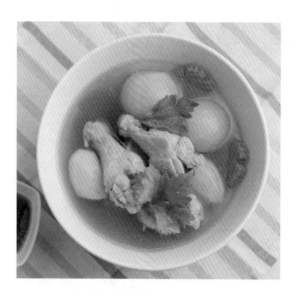

孜然羊肉

材料 新鲜羊肉350克，孜然粉10克。

调料 植物油、盐、胡椒面、香菜段各适量。

做法

❶ 羊肉洗净，切方丁。

❷ 锅内倒植物油烧热，放入羊肉丁不停翻炒。

❸ 待肉开始变色时，加入孜然和胡椒面、盐，不断翻炒，待锅中肉渗出的汁收干时，撒上香菜段翻匀即可。

一日食谱参考

餐次	用餐时间	推荐食谱
早餐	7：00~8：00	茄丁打卤面1碗 水煮蛋1个
加餐	10：00	铁强化饼干3块
午餐	12：00~13：00	米饭1份 孜然羊肉1份 清炒莴笋1份
加餐	15：00	苹果1个
晚餐	18：00~19：00	绿豆大米粥1份 冬瓜海带汤1份 凉拌腐竹1份 蒜薹炒肉1份
加餐	21：00	牛奶250毫升

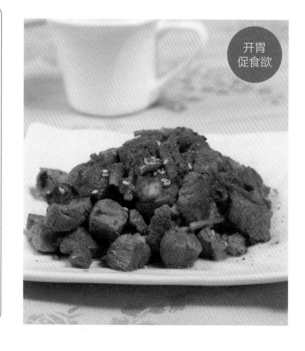

开胃
促食欲

冬瓜海带汤

材料 冬瓜100克，海带50克。

调料 盐、米醋、香油、葱段各适量。

做法

❶ 冬瓜去皮及子，切片，洗净。海带用温水浸发，冲洗干净，切菱形片。

❷ 锅中加水，放入海带和冬瓜煮沸，再继续煮10分钟，加盐、米醋调味，淋入香油，放入葱段即可。

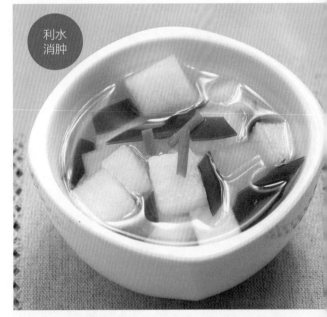

利水消肿

绿豆大米粥

材料 大米50克，绿豆60克。

调料 白糖适量。

做法

❶ 大米、绿豆分别淘洗干净，绿豆浸泡2小时。

❷ 将绿豆与适量清水同放锅内，置大火上煮开，再转小火，煮至将熟时，放入大米，继续以小火煮至绿豆开花、米烂粥稠，加白糖调味即可。

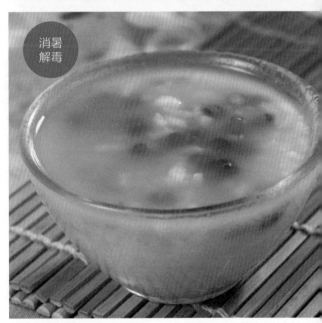

消暑解毒

第27周　能知道妈妈的味道了

保持食物酸碱平衡

孕妈妈要注意保持食物的酸碱平衡。属于酸性食物的有肉类、鱼类、蛋类、虾贝类、糖类等，而属于碱性的食物有蔬菜、水果等，两类不同性质的食物合理搭配，才能保证孕妈妈身体的健康。

孕妈妈不宜过多服用鱼肝油

孕妈妈可以适量吃些鱼肝油，其中所含的维生素D可以帮助人体对钙和磷的吸收，但是要注意量不要过大，如果孕妈妈体内积蓄的维生素D过多，会引起胎宝宝主动脉硬化，影响胎宝宝的智力发育，导致肾损伤及骨骼发育异常等。此外，研究表明孕妈妈如过量服用维生素A（鱼肝油的主要成分之一），容易出现食欲减退、头痛及烦躁等症状。

胎宝宝在孕妈妈体内长到5个月时，牙齿开始钙化，骨骼迅速发育，这时特别需要补钙。孕妈妈可以多吃些肉类、蛋类和骨头汤等富含矿物质的食物。此外，孕妈妈可以多到室外活动，接触阳光，这样在紫外线的照射下，可以促进体内维生素D的形成，促进钙的吸收。

专家解惑

Q 孕妈妈可以穿高跟鞋吗？

A 孕妈妈最好穿低跟或平底的鞋子，多做抬腿动作和按摩腿部，能有效减轻腿部的疲劳感。

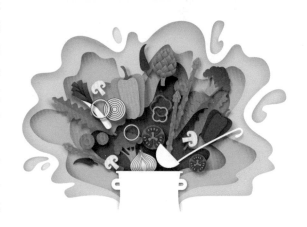

一日食谱参考

餐次	用餐时间	推荐食谱
早餐	7:00~8:00	鲜肉馄饨1碗 素菜包子1个
加餐	10:00	苹果1个
午餐	12:00~13:00	米饭1份 木耳炒圆白菜1份 西湖银鱼羹1份 韭菜炒鸡蛋1份
加餐	15:00	酸奶150毫升 腰果6粒
晚餐	18:00~19:00	家常炒面1份 红烧牛肉1份 番茄鸡蛋汤1份 海米炝芹菜1份
加餐	21:00	牛奶250毫升 橘子1个

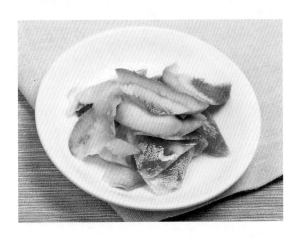

推荐食谱

西湖银鱼羹

材料 银鱼70克，鸡胸脯肉300克。

调料 盐、料酒、胡椒粉、高汤、干淀粉、水淀粉、香油、香菜末、鸡蛋清各适量。

做法

❶ 银鱼洗净，备用。鸡胸脯肉洗净，切成5厘米长的细丝，加入鸡蛋清、淀粉、盐调匀，上浆，用开水焯烫一下捞出备用。

❷ 锅置火上，加高汤大火煮沸，将银鱼沥干水分后放入锅内，加入料酒、盐、鸡肉丝，大火煮沸后，用水淀粉勾芡，撒上香菜末、胡椒粉，淋上香油即可。

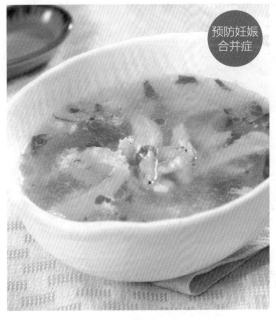

预防妊娠合并症

153

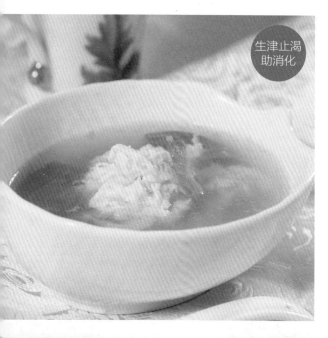

生津止渴
助消化

番茄鸡蛋汤

材料 鸡蛋1个，番茄250克。

调料 植物油、盐、芝麻油各适量。

做法

❶ 将番茄洗净，从中间剖成两半，然后改刀横切成厚片备用。

❷ 将鸡蛋打入碗中，略加些盐，用筷子顺同一方向搅匀。

❸ 锅置火上，倒入适量油烧热，放入番茄片，炒至番茄半熟时加入1000毫升清水，大火煮开后倒入鸡蛋液，再煮开，放入盐，淋入芝麻油即可。

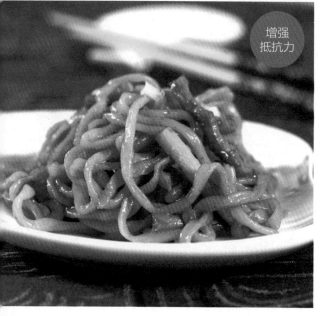

增强
抵抗力

家常炒面

材料 面粉350克，猪瘦肉100克，蒜苗150克。

调料 葱末、植物油、酱油、盐、料酒各适量。

做法

❶ 把猪瘦肉洗净，切丝。蒜苗去掉两头，洗净，切小段备用。

❷ 面粉和好，揉透揉匀，做成面条，煮熟后过凉水，控净水，在面上洒一些油拌匀备用。

❸ 炒锅放油烧热，用葱末炝锅，加入猪肉丝炒变色，放蒜苗翻炒，然后加料酒、盐、酱油，略炒，再加熟面条，把菜和面翻炒均匀，加少许水，盖上锅盖，略煨一会儿，把面和菜拌匀即可出锅装盘。

第28周　看到世界像一束阳光

每天需饮6～8杯水

现在孕妈妈要多饮水，每天需要饮6～8杯水，有水肿的孕妈妈晚上临睡前要少喝水。建议容易水肿的孕妈妈每天食用足量的蔬菜、水果，因为它们具有解毒利尿的作用，不吃或少吃难消化或易胀气的食物，以免引起腹胀，使血液回流不畅，加重水肿。

如何吃人参

如果孕妈妈体质比较虚弱，可以在孕早期适当进补人参，提高机体免疫力，抵御外来病菌的侵入，并增进食欲。

研究发现，人参能增加机体红细胞膜的流动性，具有抗缺氧作用，能改善血液循环，还能增强心肌收缩力，促进胎宝宝的正常发育。

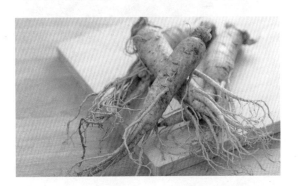

孕中晚期的孕妈妈如果水肿比较明显，动则气短，可以服用红参，体质偏热者可以服用西洋参。但是，最好在医生的指导下选择服用，不要过量。

红参的常用量为1～9克，西洋参为1～6克，以蒸煮45分钟左右为佳，服用时以少量多次为佳。人参忌与萝卜同服，少饮茶。

在临近产前最好不要服用人参，以免引起产后出血。其他人参制剂也应当慎服。

每周吃1～2次菌藻类食物

海藻、菌菇类食物中的膳食纤维含量较高，比如海带、木耳、香菇等，孕妈妈可以每周吃1～2次。

专家解惑

Q 孕妈妈可以做运动吗？

A 孕妈妈从这个月开始要进行规律的运动，锻炼自己，以应对整个分娩过程和在这个过程中出现的阵痛。

155

一日食谱参考

餐次	用餐时间	推荐食谱
早餐	7：00~8：00	鱼头豆腐汤1份 肉包子2个
加餐	10：00	杏仁10颗
午餐	12：00~13：00	香菇猪肉水饺1份 冬笋雪里蕻肉丝1份
加餐	15：00	香蕉1根 煮鸡蛋1个
晚餐	18：00~19：00	米饭1份 黄豆猪蹄汤1份 爆炒猪肝1份
加餐	21：00	牛奶250毫升

鱼头豆腐汤

材料 鲢鱼头半个，嫩豆腐200克，笋片75克，鲜香菇3朵，枸杞子适量。

调料 葱段、姜片、植物油、白糖、椒盐、料酒、白醋、胡椒粉、香油各适量。

做法

❶ 鲢鱼头去鳞除鳃，洗净。嫩豆腐洗净，切成块。鲜香菇去柄，洗净，切片。

❷ 锅置火上，倒植物油烧热，下入鱼头煎至两面金黄，下入葱段、姜片，烹入料酒、白醋，加1200毫升水，放入豆腐块、笋片、香菇片、枸杞子，加椒盐、白糖调味，煮沸后小火炖30分钟，撒胡椒粉，淋香油即可。

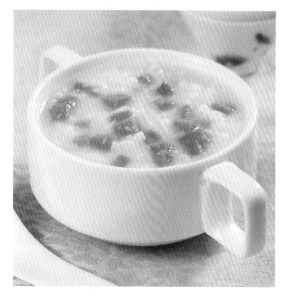

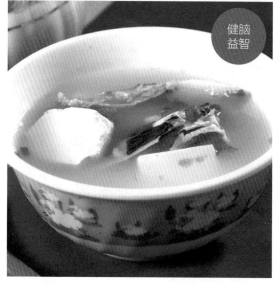

健脑
益智

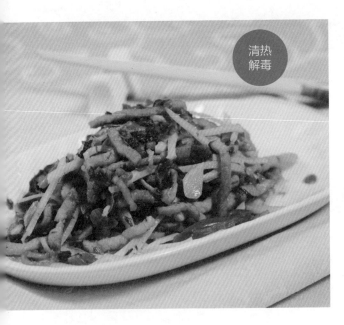

清热
解毒

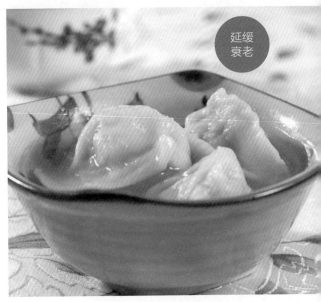

延缓
衰老

冬笋雪里蕻肉丝

材料 瘦猪肉200克，冬笋100克，雪里蕻30克。

调料 植物油、盐、料酒、水淀粉各适量。

做法

❶ 瘦猪肉洗净，切成细丝，放在碗中，加水淀粉抓匀上浆。

❷ 冬笋洗净，切成细丝，用开水焯烫断生。雪里蕻用清水浸泡，除去咸味，切细末。

❸ 锅内倒清水大火烧开，下入上浆的肉丝焯熟，捞出沥干。

❹ 净锅置火上，倒油烧热，下笋丝、雪里蕻末，加入料酒、盐炒匀后，倒入肉丝同炒，加盐调味即可。

香菇猪肉水饺

材料 面粉250克，水发香菇、猪肉、鸡蛋各100克。

调料 盐、香油、胡椒粉各适量。

做法

❶ 香菇去柄、洗净，入沸水锅中焯一下，过冷水，切成米粒状。猪肉洗净，剁成泥，加香菇粒拌匀，再加盐、香油、胡椒粉和成馅。鸡蛋打成蛋液。

❷ 面粉加鸡蛋液、水和成冷水面团，揪剂，擀成中间厚四周薄的饺子皮，包入馅料，入开水锅中煮熟即可。

孕8月 胃口又变差了

胎宝宝和孕妈妈的情况

	孕妈妈的变化	胎宝宝的变化
第29周	○ 身上容易长出黑痣或雀斑，油脂和水分的不均衡导致皮肤上出现角质 ○ 保证充足睡眠，缓解压力，能预防出现黑痣和雀斑之类的皮肤问题	○ 不断累积皮下脂肪 ○ 视觉发育得很好了，用光对着胎宝宝照射时，胎宝宝的脖子会随着光线的方向转动
第30周	○ 变大的子宫接触到了横膈膜，可能会产生呼吸吃力的不适感 ○ 容易发生便秘、消化不良和小腿痉挛	○ 已经能清楚地分辨胎宝宝的性别了，女宝宝的阴蒂开始变大，并长出了阴唇模样的组织
第31周	○ 体液量增加，腿部容易出现浮肿 ○ 当骨盆的血管被子宫压迫时，有可能导致下半身的血液循环受阻	○ 胎宝宝的肺部和消化器官都已经形成 ○ 照射孕妇的腹部表面时，可以观察到胎宝宝做出的反应。眉毛和睫毛已经生长完整
第32周	○ 腹部的深色条纹可能变得更加明显，肚脐有可能变得平整，也有可能会明显凸出 ○ 脊柱和骨盆的关节变化，容易导致孕妈妈出现腰部疼痛	○ 头部、臂部和腿部逐渐长成正常比例，开始有排尿行为 ○ 活动空间减少，胎动的次数也减少了

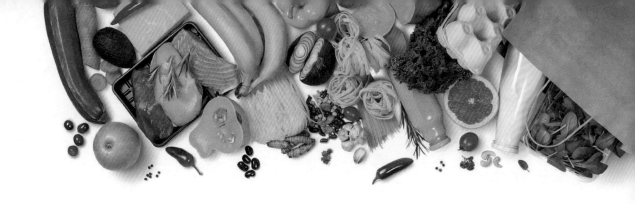

本月注意事项	饮食注意事项	适合在孕8月吃的食物
○ 即使只感觉到轻微的阵痛，也要立刻侧卧并保持镇定，如果出现多次阵痛，要去医院接受检查	○ 选择能强化大肠功能的饮食，如梅子、牡蛎等 ○ 增加新鲜蔬菜和鱼类的摄取量 ○ 多饮芹菜汁，能减轻妊娠期高血压疾病症状	○ 富含蛋白质的豆制品，如豆腐、豆浆等 ○ 海产品，如海带、紫菜等 ○ 坚果类食物，如榛子、杏仁、核桃等
○ 洗浴时，水温不要过热，还要特别小心脚底打滑 ○ 高龄孕妈妈可能会出现妊娠期高血压疾病症状，要多加留意		
○ 乳房体积变大，即使受到很小的刺激也会出现明显疼痛，尽量不要用力搓按 ○ 在感到困倦时，可以采用侧卧姿势，尽快消除疲劳感		
○ 从现在开始，每2周做一次定期检查 ○ 坚持按摩乳房 ○ 适当散步能减轻浮肿		

营养指南：加强营养，缓解胃部不适

日常饮食原则

孕晚期胎宝宝生长最迅速，需要的营养素最多，孕妈妈需要加强营养。胎宝宝长大压迫胃部，使孕妈妈胃容量相对变小，常有胃部不适或饱胀感，消化功能减弱，因此应该遵循以下日常饮食原则。

1 少食多餐。孕晚期除正餐外，孕妈妈要增加零食和夜宵，比如牛奶、饼干、核桃仁、水果等，夜宵应选择容易消化的食物。

2 忌食过咸、过甜或油腻食物。过咸的食物可以引起或加重水肿；过甜或过于油腻的食物可以导致肥胖。孕妈妈食用的菜和汤中一定要少放盐，并且注意限制摄取盐分较多的食物，如火腿肠、咸菜、腐乳、腊肉、榨菜等。

3 拒绝刺激性饮食。刺激性饮食容易导致大便干燥，会导致便秘、痔疮或使痔疮加重，所以孕妈妈应远离浓茶、咖啡、酒及辛辣调味品等刺激性饮食。

孕晚期蛋白质的每日摄入量要增加至85克

孕晚期是胎宝宝发育最快的时期，每日蛋白质的摄入量以增加到85克为宜。蛋白质摄入严重不足是导致妊娠期高血压疾病发生的危险因素，所以孕妈妈每天都应摄入充足的蛋白质，并注意优质蛋白质的比例应达到蛋白质总摄入量的一半，可通过瘦肉、去皮禽肉、蛋类、大豆及其制品等食物补充。

蛋白质
母胎健康均需要足量蛋白质支持

孕晚期
85克/日

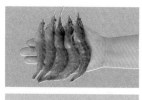
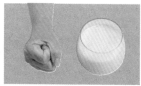
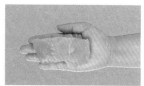
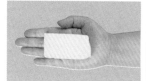
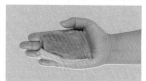
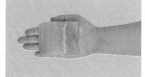

85克蛋白质≈100克虾+100克豆腐+300克牛奶+100克猪肉+80克鸡肉+80克鱼肉

关键营养素：碳水化合物

碳水化合物　　孕妈妈、胎宝宝的热量之源

什么是碳水化合物

碳水化合物即糖类物质，是人体热量的主要来源，能为身体提供热量，维持机体正常的生理活动、生长发育和体力活动，尤其能维持心脏和神经系统的正常活动，同时也是构成细胞和组织的重要成分，参与某些营养素的正常代谢过程，节约体内蛋白质的消耗，并且具有保肝解毒的功能。

碳水化合物的来源

碳水化合物主要来源于谷类食物，如玉米、大麦、水稻、小麦、燕麦、高粱等，西瓜、香蕉、甜瓜、葡萄、甘蔗等新鲜水果，以及红薯、土豆、芋头、山药等薯类中也含有一定量的碳水化合物。

最佳摄入量

孕期摄入的碳水化合物产生的热量应占总热量的50%~60%，以60千克的孕妇为例，每日需摄入碳水化合物约300克。孕早期的孕妈妈早孕反应比较严重时，每日至少也应摄入200克碳水化合物。到孕中晚期，如果体重每周增长350~500克，说明碳水化合物摄入量合理，如果体重增长过快，说明应减少摄入量，并以摄入蛋白质来代替。

缺乏碳水化合物的危害

孕妈妈缺乏碳水化合物就会出现全身无力、血糖低、头晕、心悸、脑功能障碍等，严重的会导致低血糖昏迷。

富含碳水化合物的食物（每100克可食部分）

食材	含量（克）	食材	含量（克）
大米	77.9	燕麦片	66.9
小麦	75.2	高粱	74.7
玉米	74.7	红薯	24.7
小米	75.1		

重点食材推荐：玉米

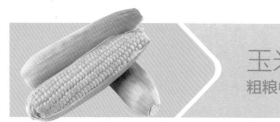

玉米
粗粮中的安胎圣品

对孕妈妈和胎宝宝的益处

预防便秘和痔疮

鲜玉米中的膳食纤维含量很高，为精米、精面的3～4倍，可以刺激肠胃蠕动，减少胃肠疾病的发生，还能够帮孕妈妈有效预防便秘和痔疮。

保胎安胎

嫩玉米粒的胚芽中含有丰富的维生素E，而维生素E有助于安胎，可用来防治习惯性流产、胎儿发育不良等。

促进大脑发育，增强记忆力

黄玉米中含有类胡萝卜素，对人的智力、视力都有好处。甜玉米中的氨基酸组成中以健脑的天冬氨酸、谷氨酸含量为高，所含的脂肪酸主要是亚油酸、油酸等不饱和脂肪酸。这些营养物质都对胎宝宝的智力发育有利。

最佳食用量及食用方法

煮熟的玉米以每次食用100克为宜。

玉米可以煮熟后整个吃，虽然烹调过程中会损失部分维生素C，但获得了更有营养价值的抗氧化剂。也可以做成玉米面粥、玉米糁粥、玉米面饼、窝头等主食。烤制后食用风味独特。

在做玉米糁粥和窝头的时候添加少量碱，可以将玉米中的结合型烟酸释放出来。

食用须知

发霉玉米绝对不能食用，否则容易致癌。

营养巧搭配

玉米+橘子=有利于吸收维生素

橘子中富含维生素C，但极易被氧化；玉米中所含的维生素E有较强的抗氧化作用，二者同食，有利于人体对维生素的吸收。

如何缓解妊娠期糖尿病

妊娠期糖尿病的症状

怀孕期间孕妈妈体内产生一些发挥胰岛素抵抗作用的物质而使血糖升高的现象，即为妊娠期糖尿病。妊娠期糖尿病多发生在孕28周前后，一般在筛查时发现。

对孕妈妈和胎宝宝的影响

孕妈妈患有妊娠期糖尿病会导致产后子宫收缩不良，造成产后出血多。

患有糖尿病的孕妈妈容易娩出巨大儿或畸形儿，还容易出现早产，甚至死胎。

糖尿病孕妈妈血液中的白细胞功能下降，使抵抗力降低，容易导致呼吸道感染、泌尿生殖系统感染，严重的还会发生败血症、酮症酸中毒，危及生命。

缓解妊娠期糖尿病的小方法

1 糖尿病孕妇体重增加不宜过多。因此，在控制饮食时，应对摄取的热量有所限制。

2 可每日进餐4～6次，采取少食多餐的方式，临睡前可以进餐1次。合理安排饮食，避免食用高糖食品，多食蔬菜、富含纤维素的食品，注意维生素、铁、钙的补充。水果的食用最好安排在两餐之间，尽量不要吃含糖量较高的水果，可以用蔬菜代替，如番茄、黄瓜等。

3 孕期妇女最好在怀孕第18周和第32周到医院检查，如发现有孕期血糖不正常的情况要特别注意咨询妇产科和糖尿病专科医生。

控热量平稳血糖，餐谱推荐

每日分5～6次进餐，2/3 正餐，1/3加餐。少食多餐有助于稳定血糖，减少餐后高血糖及餐前低血糖的情况。妊娠期糖尿病患者应根据标准体重计算每日所需热量，计算方法如下：

标准体重（千克）＝身高（厘米）－105
孕妇每日所需热量（千卡）＝标准体重×30+200

但是，不同孕妇的饮食还需要根据所怀为单胎还是多胎、孕期运动情况、孕前体重等进行个性化调整，所以患有妊娠期糖尿病的孕妈妈最好在专业医生指导下控制饮食。

妊娠期糖尿病患者1900 千卡一日食谱举例		总热量：1908 千卡
餐次	**食谱**	**重量**
早餐（8:00） 22.7%	玉米面馒头50克	富强粉35克，玉米面15克
	煮鸡蛋1个	60克
	AD强化奶1袋	200毫升
	炒油菜	油菜50克
	植物油	3克
上午加餐（10:00） 8.4%	杏仁	10克
	苏打饼干3片	25克
午餐（12:00） 28.6%	二米饭50克	大米35克，小米15克
	清炖小排骨	排骨100克
	玉米黄瓜沙拉	玉米、黄瓜、圣女果、胡萝卜各50克，柠檬10克，酸奶20克
	清炒油菜	油菜150克
	植物油	10克
下午加餐（15:00） 8.8%	酸奶	130克
	全麦面包	30克
晚餐 22.9%	无糖窝头50克	玉米面50克
	萝卜丝鲫鱼汤	鲫鱼150克，白萝卜250克
	木耳炒圆白菜	圆白菜150克，干木耳2克
	蒜蓉西蓝花	西蓝花150克
	植物油	10克
睡前加餐（21:00） 8.6%	AD强化奶1袋	200毫升
	全麦面包	25克

萝卜丝鲫鱼汤

材料　鲫鱼1条（约250克），白萝卜250克。

调料　枸杞子、姜丝、盐、料酒、植物油各适量。

做法

1. 鲫鱼去鳞，除鳃和内脏，洗净，抹上料酒，腌渍10分钟。白萝卜择洗干净，切丝。

2. 锅置火上，倒入适量植物油烧至五成热，放入鲫鱼煎至两面的鱼肉变白。

3. 加枸杞子、姜丝和适量清水，大火烧沸，转小火煮20分钟，放入豆腐丝煮熟，用盐调味即可。

玉米黄瓜沙拉

材料　玉米、黄瓜各150克，圣女果120克，胡萝卜60克，柠檬半个，酸奶100克。

做法

1. 将整根玉米放入锅中煮熟，捞出，晾凉，搓下玉米粒。胡萝卜、黄瓜洗净，切丁。柠檬、圣女果洗净，切片。

2. 将胡萝卜丁、黄瓜丁、圣女果片、柠檬片、玉米粒装入盘中，加入酸奶拌匀即可食用。

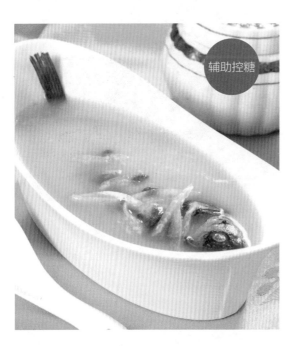

辅助控糖

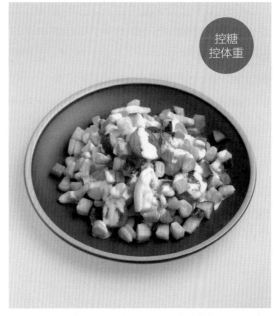

控糖
控体重

第29周　越来越聪明

要摄入充足的钙

孕晚期钙的需求量明显增加，一方面是增加母体中的钙储备，另一方面是帮助胎宝宝的牙齿和骨骼钙化。胎宝宝体内一半的钙是在孕期最后两个月储存下来的。一般说来，孕晚期钙的摄入量是每日1200毫克，是孕前的1.5倍，孕妈妈应多食富含钙的食物。

孕晚期不用大量进补

孕晚期不需要大量进补，否则容易导致孕妈妈过度肥胖和巨大儿的发生。孕妈妈在怀孕期间增加的体重以10~15千克为正常，如果体重超标，容易引发妊娠期糖尿病。

新生儿的体重也并不是越重越好，一般来说，2.5~4千克是最标准的体重。2.5千克是下限，超过4千克的属于巨大儿。在娩出巨大儿的过程中，孕妈妈的产道容易损伤，产后出血的概率也比较高。此外，巨大儿出生后对营养的需求量大，但自身摄入有限，所以更容易生病。

孕妈妈多吃鱼能降低早产概率

妊娠医学研究发现，孕妈妈多吃鱼能提高足月妊娠的可能性，婴儿出生后也会更健康、更聪明。

经常吃鱼的孕妈妈出现早产和娩出低体重儿的可能性要远远低于平常不吃鱼或很少吃鱼的孕妈妈。研究发现，每周吃一次鱼，能降低孕妈妈早产的可能性。

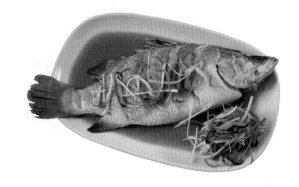

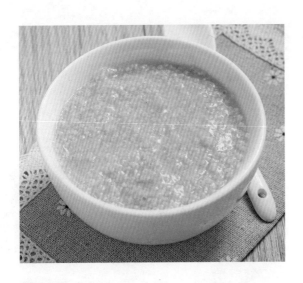

肉末炒黄豆芽

材料 黄豆芽250克，牛肉100克。

调料 蒜末、葱花、花椒粉、盐、植物油各适量。

做法

❶ 黄豆芽择洗干净。牛肉洗净，切成肉末。

❷ 炒锅置火上，倒入适量植物油烧至七成热，放葱花、花椒粉炒出香味，放入牛肉末滑熟，加黄豆芽炒至断生，用蒜末、盐调味即可。

一日食谱参考

餐次	用餐时间	推荐食谱
早餐	7：00~8：00	小米粥1份 鸡蛋1个
加餐	10：00	黄瓜1根
午餐	12：00~13：00	米饭1份 番茄焖虾1份 肉末炒黄豆芽1份 花生炒双素1份
加餐	15：00	苹果1个
晚餐	18：00~19：00	南瓜玉米饼1份 豆腐干炒芹菜1份 排骨烧油菜1份 蛋花汤1份
加餐	21：00	牛奶250毫升

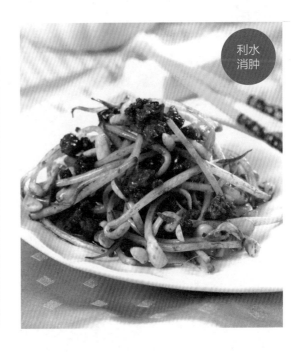

利水消肿

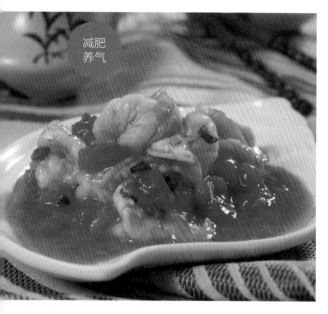

减肥
养气

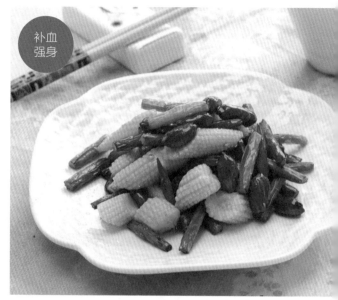

补血
强身

番茄焖虾

材料 虾300克，番茄50克，芹菜、柿子椒、
洋葱各20克，清汤适量。

调料 植物油、蒜末、盐、胡椒末各适量。

做法

❶ 将虾剥壳去泥线（黑色的肠线）后洗净，
煮熟。

❷ 洋葱、芹菜、柿子椒、番茄洗净切末备用。

❸ 油烧到六成热时，放入洋葱、蒜末炒至微
黄，再放入芹菜、柿子椒、番茄，炒至五成
熟时，放入胡椒末炒透，倒入适量清汤煮
沸，加入盐调好味，放入虾段小火焖几分钟
即可。

花生炒双素

材料 花生米100克，袋装竹笋、蒜苗各80克，
小红椒3个。

调料 料酒、胡椒粉、盐、香油、白糖、淀粉
各适量。

做法

❶ 将带皮花生米炸熟。蒜苗、竹笋、小红椒洗
净斜切成小段。

❷ 锅中放油，放入蒜苗、竹笋、小红椒和适量
调料煸炒。

❸ 炒熟后，放入炸熟的花生米，勾薄芡即可。

第30周 活动空间越来越小了

摄入足够的维生素B₁

到了孕晚期如孕妈妈摄入维生素B₁不足，容易引起呕吐、倦怠、肌肉无力等，还容易引起分娩时子宫收缩乏力，使产程延长，造成分娩困难。

吃这些能对抗孕晚期水肿

孕妈妈在怀孕的中晚期经常会发生水肿，这会加重怀孕的辛苦，还容易引发妊娠期高血压疾病。

为了对抗水肿，孕妈妈需要限制饮食中的盐分。那么，如何在少盐的情况下烹制出美味呢？可以借助甜味和酸味来调节食物的味道，或是充分发挥食材本身的鲜香。

番茄山楂炖牛肉：山楂和番茄中含有有机酸，不仅能减少低盐对食物口味的影响，还能让纤维粗大的牛肉变得软烂易熟。孕妈妈每餐摄入1克盐，全天不超过3克，就能满足水肿的孕妈妈对低盐饮食的要求。

醋烹翅中：醋烹的方法能让餐桌上荡漾着诱人的醋香，弥补少盐食物的味道，这种烹饪方法也同样适用于其他食材的烹制。

酸辣冬瓜汤：夏天孕妈妈的胃口会比较差，低盐酸辣冬瓜汤兼有消暑开胃、补水利水的功效，孕妈妈不妨多食。

经常吃点红薯、山药等薯类食物

红薯、芋头、山药、土豆等薯类食物含有丰富的维生素B族、维生素C等，且膳食纤维的含量也比较高，可促进胃肠蠕动、控制体重、预防便秘。孕妈妈每次摄取薯类的量宜在50~100克，并适当减少主食的摄取量。

专家解惑

Q 孕妈妈需要注意的生活细节是什么？

A 站立时，两腿要平行，两脚稍稍分开，把重心放在脚心上。避免做高危动作，如站在小凳子上够取高处的东西、长时间蹲着做家务、双手拾取重物等。上下楼梯一定要扶着扶手，看清台阶踩稳了再迈步。

一日食谱参考

餐次	用餐时间	推荐食谱
早餐	7：00~8：00	银耳百合雪梨汤1份 煎饺3个
加餐	10：00	苹果1个
午餐	12：00~13：00	米饭1份 糖醋带鱼1份 雪菜笋片汤1份
加餐	15：00	黑芝麻糊1份
晚餐	18：00~19：00	芹菜荞麦饼1份 番茄炒鸡蛋1份 萝卜牛腩汤1份
加餐	21：00	牛奶250毫升

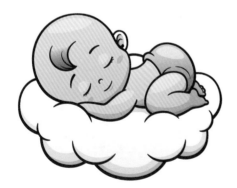

推荐食谱

萝卜牛腩汤

材料　牛腩300克，白萝卜100克。

调料　姜片、料酒、盐、胡椒粒、陈皮各适量。

做法

❶ 将牛腩洗净切块，放入锅中，注入适量清水，以大火烧开，略煮片刻以去除血水，捞出沥干。

❷ 白萝卜去皮洗净，切成大块。

❸ 锅内注入适量清水，放入牛腩块、萝卜块、姜片、陈皮、胡椒粒、料酒大火煮开，改小火煲约2小时，加盐调味即可。

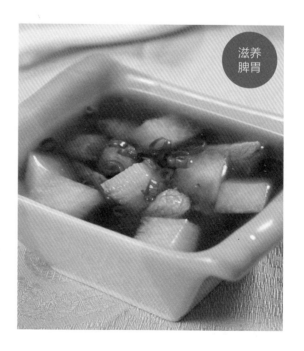

滋养脾胃

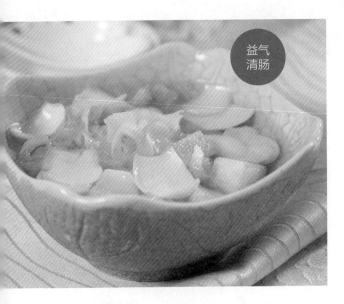

益气
清肠

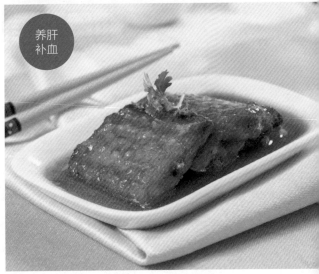

养肝
补血

银耳百合雪梨汤

材料 雪梨2个，水发银耳100克，干百合10克，枸杞子10克。

调料 冰糖适量。

做法

❶ 雪梨用清水洗净，削去皮，去核，切成四方块。干百合洗净用水泡软。枸杞子洗净备用。银耳先用温水浸泡涨发，然后洗净撕成小朵。

❷ 锅置火上，将撕好的银耳放进锅内，加入1000毫升清水，大火烧开，然后改小火炖煮至银耳软烂时，再放入百合、枸杞子、冰糖和雪梨块，加盖继续用小火慢炖，直到梨块软烂时关火即可。

糖醋带鱼

材料 带鱼750克，鸡蛋2个，香菜少许。

调料 植物油、葱段、料酒、姜片、蒜片、大料、干淀粉、白糖、醋、盐、生抽、香油各适量。

做法

❶ 将带鱼洗净后剁去鱼头及尾、鳍，切成长约8厘米的段，用盐、料酒腌渍约半个小时，然后放入用鸡蛋、干淀粉调成的蛋糊中上浆。香菜择洗干净，切小段。

❷ 炒锅倒油烧至八成热，将带鱼下锅炸，炸至两面呈金黄色，捞出控油。

❸ 锅内留少许底油，放入大料、葱段、姜片、蒜片爆出香味后，加入白糖、料酒、生抽及适量清水，煮至开锅后，将炸好的带鱼放进锅里，煮至汤汁剩下三分之一时，烹入醋，滴香油翻拌匀后出锅盛盘，撒上香菜段即可。

第31周　能追踪光源了

每天吃12种以上的食物

　　孕妈妈每天宜摄取种类多样的食物，如蔬果类、粮食类、肉蛋奶类、油类、坚果类、豆类、水产类等，最好保证每天摄取食物的种类有12种以上。

五谷杂豆，粗细混搭

面食
玉米面、小麦面、荞麦面、燕麦面、豆面等面食类，任选1种，如荞麦面条、玉米面饼等。

杂豆
红豆、芸豆、豇豆、绿豆等豆类，任选1种，如红豆粥、绿豆糕等。

米食
小米、黑米、大米、高粱米、糯米等米食类，任选2种，如小米粥、黑米粥；也可以粗细粮搭配吃，如燕麦和大米做成的米饭、红豆与大米熬成粥等。

多吃点紫色蔬菜

　　孕妈妈的营养不容忽视，各种颜色的蔬菜应搭配食用。蔬菜的营养高低基本遵循由深到浅的规律，其排列顺序为黑色>紫色>绿色>红色>黄色>白色。在同一种类的蔬菜中，深色的比浅色的更有营养。

　　紫色的食物包括紫茄子、紫玉米、紫洋葱、紫扁豆、紫山药、紫甘蓝、紫胡萝卜、紫秋葵、紫菊苣、紫芦笋等。紫色蔬菜中含有一种物质——花青素，它除了具备很强的抗氧化能力，可以预防高血压、肝功能障碍以外，还可以改善视力，预防眼部疲劳。对于女性来说，花青素是预防衰老的好帮手，其良好的抗氧化能力可调节自由基。对于长期用电脑或是看书的孕妈妈来说，应注意多摄取。

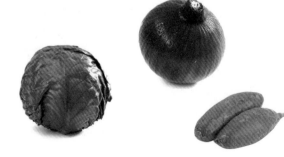

Q 什么是拉梅兹呼吸法

A 拉梅兹呼吸法也被称为心理预防式的分娩准备法，这种分娩呼吸方法通过对神经肌肉的控制，以及对产前体操及呼吸技巧训练的学习，能够减轻分娩时的疼痛，加速产程进展，有助于产妇顺利轻松地分娩。

一日食谱参考

餐次	用餐时间	推荐食谱
早餐	7：00～8：00	碎菜虾蓉粥1份 豆腐馅饼1个
加餐	10：00	葡萄15颗
午餐	12：00～13：00	青菜肉丝面1份 麻婆豆腐1份
加餐	15：00	香蕉1根
晚餐	18：00～19：00	糯米蒸糕1份 咖喱牛肉1份 蒜蓉生菜1份 紫菜海米鸡蛋汤1份
加餐	21：00	牛奶250毫升

推荐食谱

麻婆豆腐

材料 嫩豆腐300克，牛肉末60克，青蒜20克。

调料 植物油、葱花、姜丝、蒜末、豆瓣酱、泡椒、水淀粉、盐各适量。

做法

❶ 嫩豆腐切小块，焯水备用。豆瓣酱和泡椒一起剁碎，拌匀备用。青蒜择洗干净，切小段。

❷ 炒锅倒油烧热，放入牛肉末煸炒至肉色变白，放入葱花、姜丝、蒜末，加豆瓣酱和泡椒碎炒至油变红，加少量水，放入豆腐块小火烧约2分钟，放入盐，用水淀粉勾芡，撒入青蒜段即可。

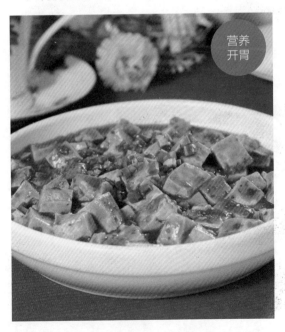

营养
开胃

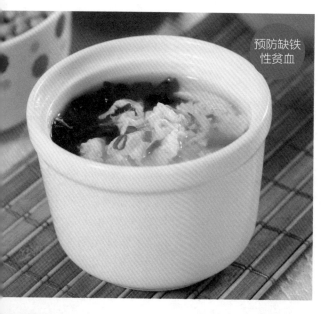

预防缺铁
性贫血

紫菜海米鸡蛋汤

材料 紫菜10克,海米15克,鸡蛋1个。

调料 葱花、盐、芝麻油各适量。

做法

❶ 紫菜用清水洗净后撕碎。海米用清水洗净。将紫菜、海米放入碗中,加适量清水浸泡。

❷ 将鸡蛋液打入碗中,用筷子顺同一方向搅拌匀备用。

❸ 锅内倒油烧热,炒香葱花,再倒入适量清水大火烧开,加盐,将鸡蛋液淋入锅中搅散至形成蛋花浮起后,加芝麻油,再放入泡好的紫菜和海米煮沸即可。

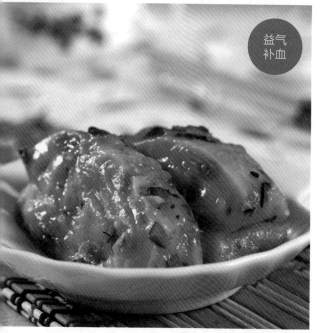

益气
补血

糯米蒸糕

材料 糯米粉150克,大米粉150克,红枣、核桃仁各25克,葡萄干、青红丝少许。

调料 白糖适量。

做法

❶ 红枣洗净,去核,放入水中泡软,切碎。核桃仁放热水中泡几分钟,去皮,切碎。葡萄干切碎。白糖加入适量的开水化开,晾凉。

❷ 将大米粉、糯米粉放入容器中混合均匀,再放入大部分红枣碎、核桃仁碎、葡萄干碎拌匀,倒入糖水拌匀,将拌好的蒸糕坯放在屉布上,抹平,剩余的红枣碎、核桃仁碎、葡萄干碎及青红丝均匀撒在上面。

❸ 上笼旺火蒸20分钟左右,出笼晾凉,切块即可。

第32周　胎宝宝初长成

适当控制饮食

到了孕晚期，胎宝宝基本发育成熟，这时应适当控制进食量，特别是高蛋白、高脂肪的食物，以免给分娩带来一定困难。因此，孕晚期的饮食应该以量少、丰富多样为主。饮食的安排应采取少吃多餐的方式，多食富含优质蛋白质、无机盐和维生素的食物，但热量增加不宜过多，以免体重增长过快。

多吃鱼可以降低早产概率

研究发现，多吃鱼的孕妈妈发生早产的概率较低，宝宝出生后也会格外健康和精神。

鱼肉之所以对孕妈妈有益，是因为它富含 ω-3 脂肪酸，这种物质有延长孕期、防止早产的功效，也能有效增加宝宝出生时的体重。此外，鱼类含有丰富的氨基酸、卵磷脂、钾、钙、锌等，这些是胎宝宝发育必不可少的物质，更是促进胎宝宝大脑及神经系统发育的必需元素。很多孕妈妈进入孕中期后都会有意识

地多吃一些鱼，特别是海产鱼，帮助胎宝宝生长的同时也能增强孕妈妈自身的记忆力。

补充亚油酸，促进胎宝宝大脑细胞增殖

这段时间是胎宝宝大脑细胞增殖高峰期，大脑皮层发育迅速，丰富的亚油酸能满足大脑发育所需，因此补充亚油酸必不可少。植物油中就含有丰富的亚油酸，玉米、花生、芝麻等食物中也含亚油酸。

专家指导

○ 一般来说，孕妈妈的加餐时间可选择在上午9~10时、下午3~4时和晚上睡前1小时。加餐的食物可选择低糖水果（在血糖控制好的情况下可适当吃水果，但要控制量）、低糖蔬菜（如黄瓜、番茄、生菜等）。

Q 如何进行胎位的自我矫正？

A 可以采用胸膝卧位法。

准备工作：在吃饭前、进食后2小时或早晨起床、晚上睡前先去排尿。

具体动作：松开腰带，双膝稍分开，与肩同宽，胸肩贴在床上，头歪向一侧，大腿与床面垂直，与小腿呈90°，双手放在头两侧，形成臀高头低位，以使胎头顶到母体的横膈处，借重心的改变使胎宝宝从臀位或横位转变为头位。

次数：每天做2~3次，每次10~15分钟，一周后进行复查看看胎位是否成功矫正。

一日食谱参考

餐次	用餐时间	推荐食谱
早餐	7：00~8：00	牡蛎粥1份 三鲜包1个
加餐	10：00	火龙果1个
午餐	12：00~13：00	培根黑木耳蛋炒饭1份 木耳拌黄瓜1份 素炒豆苗1份
加餐	15：00	藕粉1份
晚餐	18：00~19：00	猪排青菜面1份 凉拌土豆丝1份
加餐	21：00	牛奶250毫升

推荐食谱

木耳拌黄瓜

材料 水发木耳、黄瓜各150克。

调料 醋、橄榄油各适量，盐2克。

做法

❶ 水发木耳择洗净，放入沸水中焯透，捞出，沥干水分，放凉，切丝。黄瓜洗净，切丝。

❷ 取小碗，放入醋、盐、橄榄油搅拌均匀，制成调味汁。

❸ 取盘，放入黄瓜丝和木耳丝，淋入调味汁拌匀即可。

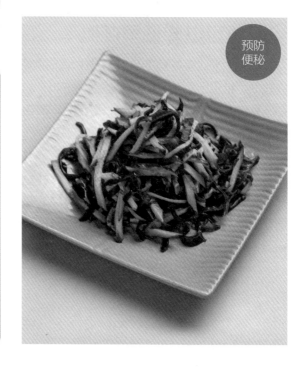

预防便秘

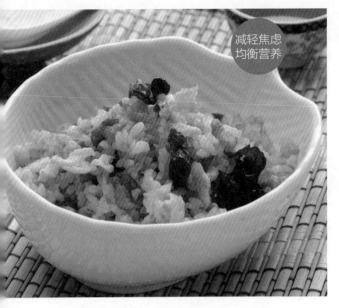

减轻焦虑
均衡营养

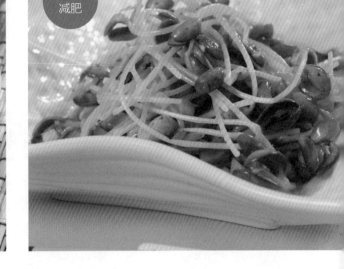

降压
减肥

培根黑木耳蛋炒饭

材料 米饭200克，培根100克，水发黑木耳
30克，鸡蛋1个。

调料 葱花、姜末、酱油、盐、植物油各适量。

做法

❶ 木耳切丝。培根洗净，切丝。鸡蛋磕入碗
中，打散。

❷ 锅置火上，倒油烧热，将鸡蛋炒成块，
盛出。

❸ 锅内倒油烧热，放入葱花、姜末、培根丝爆
炒，加入木耳丝翻炒，加入酱油、盐、放入
米饭、鸡蛋块翻炒均匀即可。

素炒豆苗

材料 豆苗500克。

调料 白糖、盐、料酒、植物油各适量。

做法

❶ 豆苗洗净沥干，备用。

❷ 油锅烧热，放入豆苗煸炒，随后放入盐、白
糖，翻炒均匀，出锅前滴入几滴料酒即可。

孕9月　为分娩做好营养准备

胎宝宝和孕妈妈的情况

	孕妈妈的变化	胎宝宝的变化
第33周	○ 乳房按摩最好在洗澡以后、躺下以前进行，能收到很好的效果 ○ 孕妈妈体重迅速增加，胸部的不适也更加严重	○ 开始吞入羊水，进行肺部活动 ○ 开始进行呼吸练习了 ○ 头发变长，男宝宝的睾丸完全进入了阴囊当中
第34周	○ 感觉到胎宝宝的位置有所下降，呼吸变得轻松起来 ○ 激素分泌的增多使乳腺保持发达的状态 ○ 乳头变得黏着，会分泌少量乳汁	○ 胎宝宝头部骨骼开始变硬，皮肤上的皱纹减少，手脚上的指甲继续生长 ○ 可以通过胎儿收缩刺激检查知道胎宝宝的健康状况了
第35周	○ 随着分娩的临近，腰部的疼痛症状比较严重了 ○ 身体变重，孕妈妈的情绪波动会较大，很难进入熟睡状态	○ 肺部在快速发育着 ○ 这个时期出生的胎宝宝存活率接近99%
第36周	○ 膀胱受压迫，孕妈妈仍会有尿频现象 ○ 距离预产期越来越近，胎动的次数比以前明显减少了	○ 皮下脂肪增多，能在胎宝宝出生后起到体温调节的作用 ○ 胎宝宝暂时还不能自己呼吸

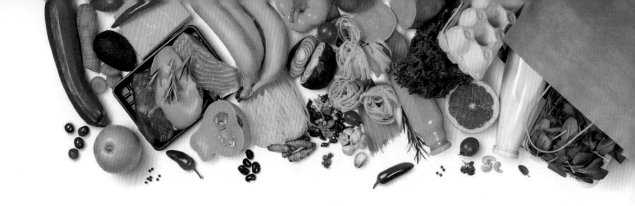

本月注意事项	饮食注意事项	适合在孕9月吃的食物
○ 随时都有胎膜早破（也就是"破水"）的可能，所以孕妈妈和准爸爸们要先了解下早期破水的迹象	○ 多食能促进宝宝骨骼发育的食物 ○ 多食用鲤鱼，为分娩后的喂哺做准备	○ 富含脂肪的食物，如核桃、芝麻、栗子、桂圆、黄花菜、香菇、虾、鱼头、鸭、鹌鹑等 ○ 富含维生素B₁的食物，如小米、花生、猪肉、动物肝脏、蛋类等 ○ 富含维生素K的食物，如菜花、白菜、菠菜、莴苣、番茄、瘦肉、动物肝脏等
○ 乳腺保持发达状态，容易造成胸部发胀或疼痛 ○ 注意早期阵痛的状况		
○ 先了解阵痛的表现，以及在何种情况下必须去医院 ○ 随着时间推移，有规律的宫缩持续时间会慢慢增加，强度也有所上升		
○ 乳房按摩不可少，有助于在宝宝出生后顺利实现母乳喂养 ○ 如采用的是自然分娩的方法，在分娩2天后就能出院了，之后的恢复期也比较短		

营养指南：多吃易消化且营养价值高的食物

孕妈妈胀大的子宫容易使胃、肺与心脏受到压迫，因此不要一次性进食太多，最好采取少食多餐的方式，多摄取易消化且营养价值高的食物。

吃牛肉好处多

牛肉含有丰富的蛋白质，也是补铁的佳品，营养价值很高，且脂肪含量低，味道鲜美，深受孕妈妈喜爱。孕妈妈常吃牛肉，可以增强抗病能力，滋养脾胃，增加食欲，防治下肢水肿，促进胎宝宝的生长发育。另外，牛肉中还含有丰富的维生素D，有助于体内钙的吸收，促进胎宝宝骨骼和牙齿的发育。

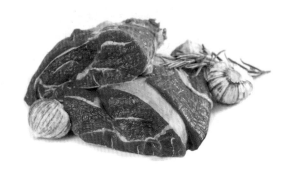

除牛肉外的优质蛋白质食物来源

动物性食物中的肉、禽、鱼、蛋、奶及奶制品都是蛋白质的良好来源，能提供人体必需的氨基酸。乳制品应优先选择酸奶（这里所说的酸奶是指原味酸奶，而不是市面上的酸奶饮料），其次考虑鲜奶。孕妈妈还可以适当选用孕妇奶粉。

植物性食物中的豆类、坚果、谷类等也含有蛋白质，其中大豆及其制品中的蛋白质可提供人体所需的必需氨基酸。将豆类和谷类混合食用，比如馒头配豆浆，它们的蛋白质营养价值几乎和牛肉相当。

每天吃多少食物能达到蛋白质需求量

一般来说，孕中期每天吃2份动物蛋白、1份植物蛋白，即可满足蛋白质需要。

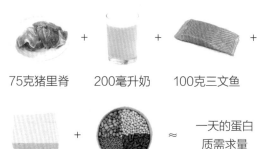

75克猪里脊　　　200毫升奶　　　100克三文鱼

100克豆腐　　　300克五谷杂粮　　≈　一天的蛋白质需求量

关键营养素：膳食纤维

膳食纤维	清理肠胃的高手

什么是膳食纤维

膳食纤维是一种不能被人体消化的碳水化合物，按照其溶解度可以分为可溶性膳食纤维和不溶性膳食纤维两种。

膳食纤维能够刺激消化液分泌，加速肠道蠕动，帮助肠道内的代谢物排出，缩短食物在肠道内通过的时间。膳食纤维在体内可以吸水膨胀，使粪便变得松软，容易排出，减轻和预防孕期便秘，能降低胆固醇水平，减少胆石症的发生，还可以防治糖尿病。

膳食纤维的来源

可溶性膳食纤维主要在豆类、水果、紫菜、海带中含量较高。不溶性膳食纤维存在于谷类、豆类的外皮，植物的茎、叶，以及虾壳等部位。不同类型的膳食纤维有不同的功能，需要搭配摄入。肠胃不好的孕妈妈如果在食用谷类和薯类后容易出现不适，可以用绿叶蔬菜和新鲜水果来代替。

最佳摄入量

孕妈妈对膳食纤维的需求量为每日20～30克。建议孕妈妈每天至少吃500克蔬菜及250克水果。

缺乏膳食纤维的危害

膳食纤维摄入量不足，会使孕妈妈出现消化不良、便秘、内分泌失调，还容易引起孕妈妈超重，进而导致高脂血症、高血压、心脏病等疾病。

富含膳食纤维的食物（每100克可食部分）

食材	含量（克）	食材	含量（克）
玉米	2.9	芹菜	1.4
大麦	9.9	四季豆	1.5
麸皮	31.3	蒜薹	2.5

重点食材推荐：白萝卜、香菇

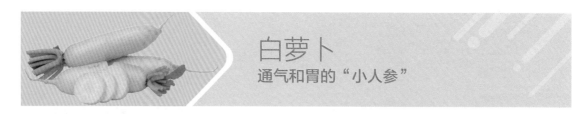

白萝卜
通气和胃的"小人参"

◗ 对孕妈妈和胎宝宝的益处

增强机体免疫力

白萝卜富含维生素C和微量元素锌，可以增强孕妈妈的免疫力，提高抗病能力。

健胃消食，防治便秘

白萝卜中的芥子油和膳食纤维能促进胃肠蠕动，润肠通便，其所含的淀粉酶还能分解食物中的淀粉，使之得到充分的吸收，是孕妈妈的理想保健食品。

促进胎宝宝生长发育

白萝卜富含维生素C，对胎宝宝细胞基质的形成、结缔组织的产生、心血管的发育及造血系统的健全有重要作用。

◗ 最佳食用量及食用方法

白萝卜生食每次200克左右，可以用醋拌成凉菜，或做成色拉，也可以做成萝卜汤、炒萝卜丝，或做成饺子馅。

白萝卜搭配豆腐同食，有助于人体对豆腐中的营养进行更充分的吸收。

白萝卜与牛、羊肉炖食，可益气补血、健脾消食，增强孕妈妈的食欲。

◗ 食用须知

尽量不要吃腌萝卜干，若实在想吃，每次最好不要超过50克。

白萝卜不宜与人参一起食用，否则不但起不到补益作用，还可能导致皮炎、腹胀或腹泻等症状。

◗ 营养巧搭配

白萝卜+紫菜=清肺热，治咳嗽

白萝卜可以化痰止咳、顺气消食；紫菜有清热化痰的作用。二者搭配，可以清肺热，治咳嗽。

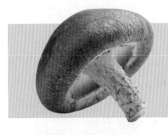

香菇
增强孕妈妈的抗病能力

❀ 对孕妈妈的益处

帮助孕妈妈预防感冒

香菇有抗病毒和增强机体抵抗力的双重作用。研究表明，香菇中含有双链核糖核酸，还含有一种多糖物质，能提高机体对病毒的抵抗力，而且香菇含有一般蔬菜所缺乏的麦角固醇，这种物质经太阳紫外线照射后会转化为维生素D，经人体吸收后可以提高抵抗疾病的能力，因此孕妈妈多吃香菇可以预防感冒等疾病。

预防妊娠期高血压

香菇中含有嘌呤、胆碱、酪氨酸，以及某些核酸物质，可以帮助孕妈妈降低血脂和胆固醇浓度，加速血液循环，有效预防和缓解妊娠期高血压及妊娠水肿等疾病。

补肝肾、健脾胃

香菇性平味甘，具有益气补虚、健脾胃、活血的功效。多吃香菇还可以安神益智、美容养颜。

❀ 最佳食用量及食用方法

鲜香菇要选择菇香浓郁、菇面平滑稍带白霜、菇褶紧实细白、菇柄短而粗壮的。干香菇以干燥、颜色鲜明、没有霉菌、不碎的为佳。

可以在熬鱼汤、鸡汤时加入香菇，有补中益气的作用。

发好的香菇应放到冰箱里冷藏，这样才不会损失营养素。

❀ 食用须知

不要选择长得特别大的鲜香菇，因为它们通常是用激素催熟的。

❀ 营养巧搭配

香菇+油菜=营养更全面

油菜富含膳食纤维和维生素，但缺乏蛋白质，而香菇的蛋白质含量不低，两者搭配食用，营养更全面，能满足人体对营养的需要。

如何预防妊娠纹

妊娠纹的表现

妊娠纹呈紫色，也有的呈白色或粉红色，分布往往由身体中央向外呈平行状或放射状，位置主要在腹壁上，也会出现在大腿内外侧、臀部、胸部、肩膀与手臂等处，初产妇最为明显。

妊娠纹的产生主要跟以下两个因素有关。第一是子宫膨大，腹部皮肤突然被拉开，导致弹力纤维断裂，从而产生裂纹；第二是怀孕后肾上腺的分泌功能增强，皮质激素随之增多，导致皮肤表面产生妊娠纹、面部生出黑褐色斑等。

对孕妈妈的影响

妊娠纹的发生与体质有关，不见得每个孕妈妈都会有妊娠纹，妊娠纹的严重程度也会因人而异。

妊娠纹一旦出现并不会轻易消失，它会让孕妈妈的皮肤变得松弛、褶皱，还可引起乳房下垂、腹部脂肪堆积。夏天炎热潮湿，妊娠纹往往会引起皮肤瘙痒、湿疹等问题，所以孕妈妈应提前预防妊娠纹。

预防妊娠纹的小方法

1 控制糖的摄入，少吃色素含量高的食物。

2 适度的运动或轻松的家务有助皮肤弹性恢复，对增强腰腹部、臀部、乳房、大腿内侧等部位的皮肤弹性效果明显。

3 从怀孕3个月到产后3个月，每天早晚取适量富含抗妊娠纹所需的各种维生素的妊娠纹防护液，均匀涂抹于腹部、臀部、乳房、大腿内侧，轻轻按摩几分钟至其被完全吸收。洗完澡拭干皮肤上的水后使用，效果更佳。

4 控制怀孕时体重增长的幅度，每个月的体重增加不宜超过2千克，整个怀孕过程中应控制在11~14千克。

5 孕妈妈可以使用托腹带来分散腹部的重力负担，预防因皮肤过度延展拉扯而产生的妊娠纹。

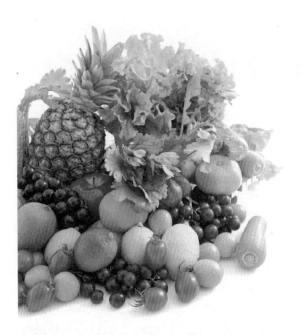

西蓝花粥

材料 大米50克，西蓝花、肉末各25克。
调料 盐、香菜末各适量。
做法

1️⃣ 西蓝花洗净，掰成小朵，放在锅中煮。

2️⃣ 水沸腾后，把淘洗干净的米和肉末下锅煮至米粒熟烂。

3️⃣ 加入盐、香菜末拌匀即可。

有助于预防妊娠纹的食物

食物类别	食物名称	功效
富含胶原蛋白的食物	猪蹄、猪皮、蹄筋等	增强皮肤弹性
富含维生素E的食物	圆白菜、葵花籽油、菜籽油等	增加肌肤的青春活力，抗老化
富含维生素A的食物	动物肝脏、鱼肝油、牛奶、奶油、禽蛋、橘红色蔬菜及水果	避免肌肤干燥
富含维生素B_2的食物	动物肝肾、动物心、蛋、奶等	预防皮肤开裂和色素沉着

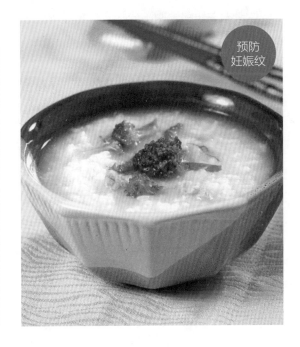

预防
妊娠纹

第33周　面部开始圆润起来了

要及时改善食欲不振

到了孕晚期，肠胃受到子宫的压迫，一些孕妈妈会有食欲不振的倾向，再加上肚子越来越大，行动也感到不便，较之前更要补充营养，所以孕妈妈对于饮食的调理要更谨慎，多选择容易消化的食物，并分多次进食。

多吃高锌食物有助于自然分娩

国外有关研究表明，分娩方式与怀孕后期饮食中锌的含量有关，孕后期每天摄入的锌越多，自然分娩的机会就越大。锌能增强子宫有关酶的活性，促进子宫肌肉收缩，使胎宝宝被顺利娩出子宫腔。如果缺锌，子宫肌收缩力弱，无法自行促进胎宝宝娩出，需要借助产钳、吸引力等外力，增加分娩的痛苦，还有导致产后出血过多及其他妇科疾病的可能，严重影响母胎健康。在孕期，孕妈妈需要多吃一些富含锌元素的食物，如猪肾、瘦肉、海鱼、紫菜、牡蛎、蛤蜊、黄豆、绿豆、核桃、花生、栗子等。特别是牡蛎，含锌量高，可以适当多食。

适当增加维生素A的摄入

维生素A与感受光线明暗强度的视紫质的形成有着密切关系，对胎宝宝的视力发育起着至关重要的作用。在胎宝宝的生长发育过程中，维生素A还有许多其他的重要作用，比如促进器官发育、提高抵抗力等。孕妈妈在孕早期每天宜摄入700微克的维生素A，孕中期和孕晚期每天摄入770微克，所以这个月要适量增加维生素A的摄入量。动物性食物，如动物肝脏、肉类等，不但维生素A含量丰富，而且其中的维生素A能直接被人体吸收，是维生素A的良好来源。

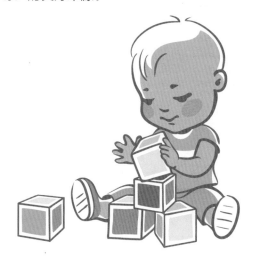

○ 胎宝宝在不停生长着，很多孕妈妈有半夜被饿醒的经历，这是胎宝宝在向你讨吃的呢。这时候可以喝点粥，吃2片饼干，喝1杯奶，或者吃2片豆腐干，2片牛肉，漱漱口，再接着睡觉。

一日食谱参考

餐次	用餐时间	推荐食谱
早餐	7：00～8：00	红薯饭1份 豆腐馅饼1个
加餐	10：00	蒸蛋羹1份
午餐	12：00～13：00	南瓜花卷1份 蘑菇肉片1份 凉拌黄瓜1份 熘肝片1份
加餐	15：00	苹果1个
晚餐	18：00～19：00	烤红薯1份 白斩鸡1份 蒜蓉西蓝花1份 海带汤1份
加餐	21：00	牛奶250毫升

凉拌黄瓜

材料 黄瓜1根，小火腿2根。

调料 盐、醋、香辣豆瓣酱、香油各适量。

做法

❶ 将黄瓜洗净，切去两头，用刀拍散，切成段，放盘中。

❷ 小火腿去皮，切成小片，放入盘中。

❸ 加入盐、香辣豆瓣酱、醋、香油搅拌匀即可。

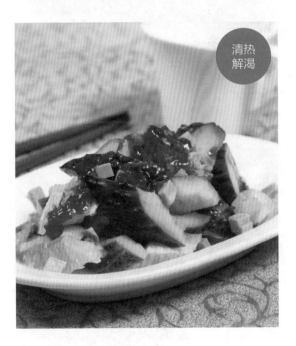

清热解渴

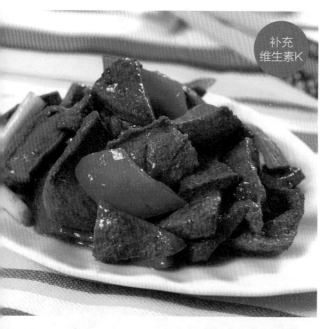

补充
维生素K

熘肝片

材料 新鲜猪肝250克，尖椒150克。

调料 料酒、酱油、水淀粉、葱末、姜丝、蒜末、醋、胡椒粉、盐、植物油各适量。

做法

① 尖椒洗净，去蒂及籽，切片。猪肝洗净，切片，用盐、料酒、部分水淀粉拌匀上浆待用。

② 将料酒、酱油、醋、盐、胡椒粉、水淀粉与适量清水调成调味汁。

③ 炒锅置火上，倒油烧热，放入猪肝、尖椒炒散，捞出。

④ 锅底留油，倒入葱末、姜丝、蒜末爆香，然后将猪肝、尖椒一起倒入锅内，烹入调好的调味汁，炒熟即可。

蘑菇肉片

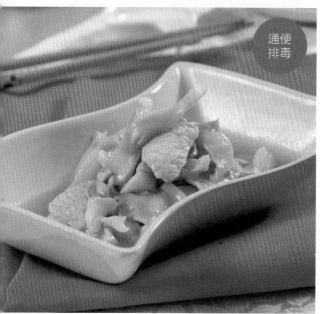

通便
排毒

材料 里脊肉、蘑菇各200克。

调料 植物油、盐、料酒、淀粉、葱末、姜末、泡椒、水淀粉各适量。

做法

① 里脊肉洗净，切片，用盐、料酒拌匀，用淀粉上浆。蘑菇去根，洗净，切片。

② 将料酒、葱末、姜末倒入小碗中搅匀，调成味汁。

③ 炒锅中倒植物油烧热，下入肉片，边下边翻炒，待肉片滑散后加入蘑菇、泡椒炒至肉熟，再倒入调好的味汁，大火翻匀，加入水淀粉勾芡即可。

第34周 骨骼强壮起来了

保证蛋白质和脂肪的摄入

这时候的孕妈妈要保证每天摄入75~100克蛋白质。蛋白质的来源很广泛，包括一些海产品，比如味道鲜美、营养丰富的干贝，与鸡肉、蛋类一起烹调有更好的补益作用。

孕妈妈还要保证每天摄入60克的脂肪，以补充足够的体力。从碳水化合物方面来说可以适当地食用一些南瓜、红薯、土豆、藕来代替米面等主食，它们不仅含淀粉、糖，还含有纤维素和一些微量元素，可以提供更全面的营养，而且热量较低。

多吃补血的食物

食物	补血功效
南瓜	含有钴、铁和锌。钴缺乏也是贫血的原因之一，锌能直接影响成熟红细胞的功能，铁是制造血红蛋白的基本元素
红枣	富含维生素、果糖和各种氨基酸。中医学认为红枣有生血、养血的功能
绿叶蔬菜	含铁量一般相对较高
葡萄	性平，味甘、酸，有补气血、强筋骨的功效

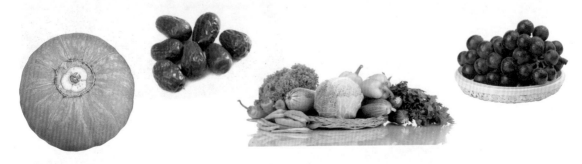

○ 孕妈妈要注意观察早产征象，比如伴着腹部阵痛的阴道出血，早产时阴道出血的颜色大多像月经血，要是腹部发硬就要提高警惕了。

一日食谱参考

餐次	用餐时间	推荐食谱
早餐	7：00～8：00	玉米粥1份 肉包2个
加餐	10：00	苹果1个
午餐	12：00～13：00	豆沙包1份 农家小炒肉1份 红烧豆腐1份 拌番茄1份
加餐	15：00	黑芝麻糊1份
晚餐	18：00～19：00	花生米粥1份 竹笋炒腰花1份 茭白炒鸡蛋1份 青菜汤1份
加餐	21：00	牛奶250毫升

推荐食谱

茭白炒鸡蛋

材料 茭白200克，鸡蛋2个。

调料 葱花、盐、植物油各适量。

做法

❶ 茭白去皮，洗净，切块。鸡蛋洗净，磕入碗中，打散。

❷ 炒锅置火上，倒入适量植物油烧至七成热，淋入蛋液，炒成鸡蛋块，盛出。

❸ 原锅倒油烧热，放葱花炒香，放入茭白炒熟，倒入炒熟的鸡蛋块翻炒均匀，用盐调味即可。

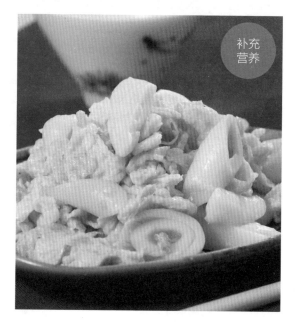

补充营养

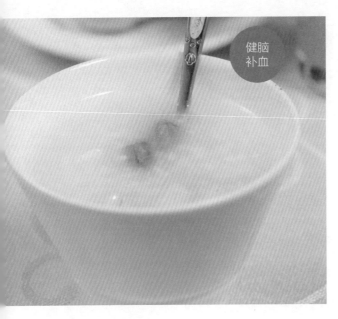

健脑
补血

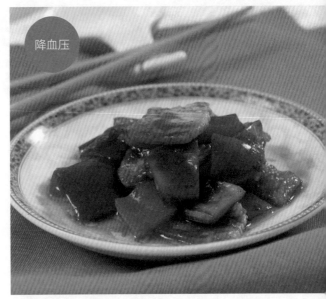

降血压

花生米粥

材料 花生米、大米各100克。

调料 冰糖适量。

做法

① 花生米洗净，用水浸泡5~6小时，洗净。

② 大米淘洗干净。

③ 锅置火上，放入适量清水和大米，用大火烧沸，加入花生米，转用小火煮至粥稠，加适量冰糖调味即可。

农家小炒肉

材料 五花肉200克，尖椒、红椒各50克。

调料 辣酱、蒜片、姜丝、盐、植物油、酱油各适量。

做法

① 将五花肉洗净，切片。尖椒、红椒洗净，去蒂除籽，切片。

② 炒锅倒植物油烧热，放入肉片、盐、姜丝炒至六成熟，再加入尖椒、红椒煸炒，淋入酱油，待肉熟后，加入辣酱、蒜片，待香味溢出后装盘即可。

第35周　粉嘟嘟的小人基本上发育完全了

补充维生素B₁

孕妈妈要多吃粗制的谷物、豆类食品，以补充维生素B_1，如果维生素B_1补充不足，就会引起呕吐、倦怠、体乏，还有可能影响分娩时的子宫收缩，使产程延长，分娩困难。在补充维生素B_1的时候，还要注意适当地摄取动物肝脏及绿叶蔬菜等，补充维生素K，因为如果缺乏维生素K，容易造成新生儿在出生时或满月前后出现颅内出血。

补铁很关键

孕9月胎宝宝的肝脏以每天5毫克的速度储存铁。如果此时孕妈妈的铁摄入量不足，容易影响胎宝宝体内铁的储存，出生后容易患缺铁性贫血。因此，孕妈妈要多食用动物肝脏、动物血、红色瘦肉等来补铁。

专家指导

○ 饮食中要包含多种不同的植物性蛋白质，可以使氨基酸的组成更趋完全。每天可以安排5~6餐，注意营养均衡。如果上一餐只吃了主食和牛奶，下一餐就要吃些肉类、蔬菜和水果。

专家解惑

Q 下个月就是预产期了，什么时候可以开始休产假？

A 到了孕晚期，上班族孕妈妈的行动已经很不方便了，可以继续工作，但路上一定要注意交通安全，避免腹部受挤碰。工作间歇可以做轻微活动。一般来说，孕妈妈可以在预产期前半个月开始休产假。

○ 侧躺，一条腿弯曲，两腿之间放一个垫子，垫高脚的位置。这样的姿势有利于腿部血液循环，加速消除疲劳，促进睡眠。

一日食谱参考

餐次	用餐时间	推荐食谱
早餐	7：00~8：00	牛奶250毫升 春卷2个
加餐	10：00	花生10颗
午餐	12：00~13：00	饺子1份 番茄蛋汤1份
加餐	15：00	苹果1个
晚餐	18：00~19：00	红豆小米粥1份 柿子椒炒猪心1份 韭菜炒虾仁1份 番茄牛肉煲1份
加餐	21：00	牛奶250毫升

推荐食谱

韭菜炒虾仁

材料 虾仁300克，嫩韭菜150克。

调料 花生油、香油、酱油、盐、料酒、葱丝、姜丝、高汤各适量。

做法

❶ 虾仁洗净。韭菜洗净，切成2厘米长的段。

❷ 炒锅放油烧热，下葱丝、姜丝炝锅，放虾仁煸炒2~3分钟，加酱油、料酒、盐、高汤稍炒，放韭菜大火炒2分钟，滴上几滴香油，盛出装盘即可。

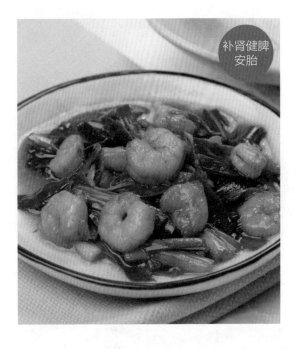

补肾健脾
安胎

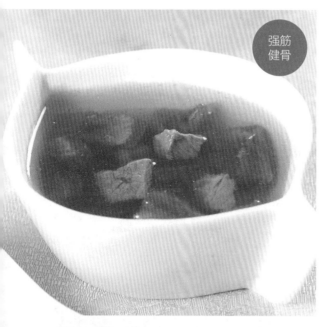

强筋
健骨

番茄牛肉煲

材料 牛肉300克，番茄150克。

调料 盐、料酒、姜片、葱段、熟植物油、花椒、白糖、酱油、甜酒酿、鲜汤、香油各适量。

做法

❶ 牛肉洗净，切丁，放在碗内，加盐、料酒、姜片、葱段拌匀，腌渍约30分钟，拣去葱、姜。番茄洗净，切丁。

❷ 炒锅上火，倒熟植物油烧至七成热，放入牛肉丁炸至棕褐色，捞出沥油。

❸ 锅内留熟植物油烧至四成热，下花椒炸香，下入番茄炒出香味，加入鲜汤，放入牛肉、盐、酱油煮沸，加入甜酒酿、白糖、香油即可。

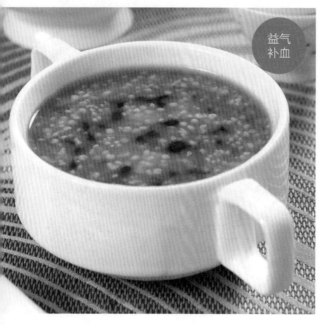

益气
补血

红豆小米粥

材料 小米50克，红小豆60克。

调料 白糖适量。

做法

❶ 小米淘洗净。红小豆洗净，入清水中泡2小时，入锅中加水煮熟，捞出备用。

❷ 锅中倒入适量水烧开，放入小米煮沸，放入煮熟的红小豆，转用小火熬煮约10分钟至米烂粥稠，加白糖调味即可。

第36周 胎宝宝会有
周期性活动了

补充膳食纤维

　　孕后期不断增大的胎宝宝给孕妈妈带来了很大的负担，孕妈妈很容易发生便秘。这时候，孕妈妈要注意摄取足量的膳食纤维，以促进肠道蠕动。全麦面包、芹菜、胡萝卜、白薯、土豆、豆芽、菜花等食物中都含有丰富的膳食纤维。同时，孕妈妈要适当进行户外运动，并养成每日定时排便的习惯。

孕晚期的孕妈妈可以适当多吃些玉米

　　鲜玉米很适合孕晚期的妈妈食用，因为鲜玉米是低热量、高营养的食物，每100克玉米含热量106千卡，粗纤维含量比精米、精面要高4~10倍。此外，鲜玉米中还含有大量镁，能加强肠蠕动，促进体内废物的排泄，有较好的利尿、降脂、降压、降糖作用。

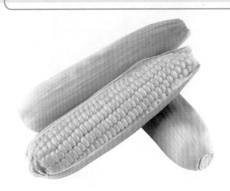

Q 最近这几天我感觉头晕眼花的，这是怎么回事啊？

A 一般来说，孕早期早孕反应较重时，会出现头晕眼花的症状。如果现在有这种感觉的话，一定要到医院检查一下有无贫血、妊娠期高血压疾病等，不要忽视这种不适，以免引起不良后果。

一日食谱参考

餐次	用餐时间	推荐食谱
早餐	7：00~8：00	馄饨1碗 鸡蛋1个
加餐	10：00	饼干3块
午餐	12：00~13：00	米饭1份 山药羊肉汤1份 手撕包菜1份 香干椒丝1份
加餐	15：00	梨1个
晚餐	18：00~19：00	米饭1份 番茄烧牛肉1份 家常豆腐1份 丝瓜汤1份
加餐	21：00	牛奶250毫升

推荐食谱

香干椒丝

材料 香干50克，竹笋80克，柿子椒50克。

调料 植物油、酱油、白糖、料酒、水淀粉、香油各适量。

做法

❶ 将香干切成细丝，放入沸水中焯一下，沥干水分。竹笋、柿子椒洗净，切成丝。

❷ 锅置火上烧热，舀入花生油烧至七成热，放入笋丝、柿子椒丝煸炒两分钟，再加入香干丝、料酒、酱油、白糖和少许水浇沸后，用水淀粉勾芡，淋入香油即可。

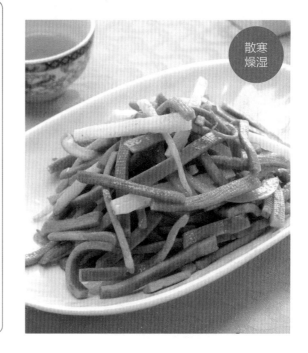

散寒
燥湿

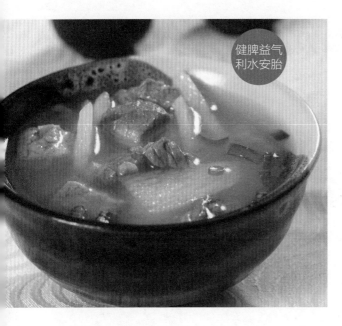

健脾益气
利水安胎

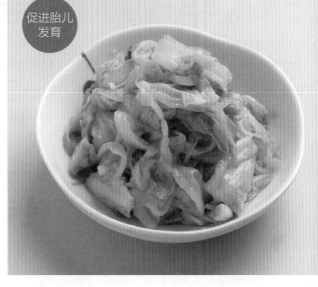

促进胎儿
发育

山药羊肉汤

材料　羊肉200克，山药200克。

调料　高汤、盐、料酒、葱丝、姜丝、香菜、香油各适量。

做法

❶ 将羊肉切成小薄片。山药去皮，切成长方形薄片，用开水烫一下。香菜切成段。

❷ 锅内放入高汤、山药，加盐、料酒，等到汤开时把羊肉片、葱丝、姜丝、香菜段放入锅内，再烧开，加香油少许，出锅倒入碗内即可。

手撕包菜

材料　圆白菜（包菜）300克。

调料　蒜瓣10克，盐、花椒、酱油各适量。

做法

❶ 圆白菜洗净，撕成小片。

❷ 锅中放适量油烧热，放入花椒、蒜瓣炝香，捞出花椒。

❸ 下入圆白菜片反复翻炒，快熟时加盐、酱油调味，炒至断生即可。

孕10月　科学饮食安全分娩

胎宝宝和孕妈妈的情况

	孕妈妈的变化	胎宝宝的变化
第37周	○ 胎宝宝向骨盆下端移动，有可能会使孕妈妈出现痔疮 ○ 警惕发生破水，子宫颈部会变软变薄	○ 胎宝宝继续生长着，体重在不断增加 ○ 大量的皮下脂肪生成
第38周	○ 避免仰卧，否则容易造成呼吸困难和恶心 ○ 适当运动能缓解乏力和情绪不安	○ 通过胎宝宝监护仪能观察其心脏的跳动情况 ○ 进行宫缩压力检查，确认胎宝宝的健康情况
第39周	○ 控制体重的增长幅度，幅度太大的话，胎宝宝位置的下降可能会使孕妈妈行走变得更加困难 ○ 分娩后原来腹部扩增的部位可能会留下白色纹路	○ 肺部发育成熟 ○ 胎宝宝的所有器官已经准备好了，此时出生的宝宝各项身体功能都能正常运作
第40周	○ 腹部皮肤处于紧绷状态，也伴有瘙痒的感觉 ○ 乳晕颜色变深，这在未来哺乳时能作为引导宝宝的视觉信号	○ 胎宝宝几乎占据了整个子宫，没有活动空间了 ○ 根据预产期，胎宝宝将会在这一周出生

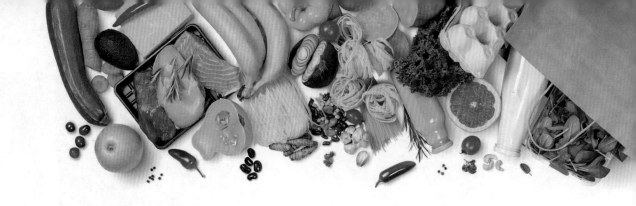

本月注意事项	饮食注意事项	适合在孕10月吃的食物
○ 保持良好的饮食习惯 ○ 根据自己的身体情况进行能促进分娩的运动	○ 多食能强化膀胱功能的食物，如海带等 ○ 多摄取能促进乳汁分泌的食物，如鲤鱼、乌鸡等 ○ 分娩后身体会比较虚弱，要及时补充营养	○ 富含维生素K、维生素C、铁的食物，如牛奶、紫菜、猪排骨、菠菜、豆制品、鸡蛋等 ○ 富含纤维素的蔬菜，如芹菜、韭菜、菠菜、豆角、豆芽、胡萝卜等
○ 如有过早产经历，应严格禁止同房 ○ 想吃甜食的话，可以选择香蕉、葡萄、芒果等		
○ 如想进行永久绝育，可在分娩后接受输卵管结扎手术 ○ 均衡摄取营养，为母乳喂养打好基础		
○ 孕妈妈的阵痛情况和分娩方式不尽相同，要做好充足的心理和物质准备 ○ 阵痛发生后就要开始禁食，其间伴有恶心和呕吐症状是正常的		

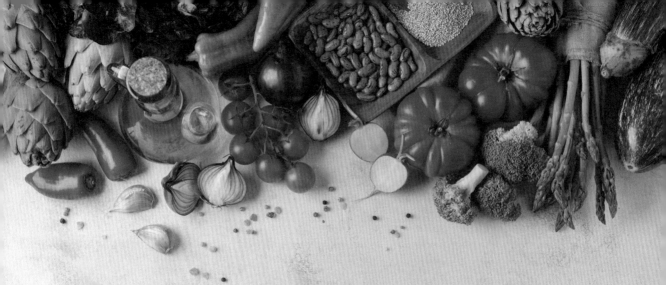

营养指南：帮助孕妈妈全面补充营养

在孕10月，每个孕妈妈增加的体重都不相同。一般来说，孕妈妈增重12～15千克是比较正常的，这时候的孕妈妈最不适宜减肥。因为即将临盆，很多孕妈妈由于情绪上的波动而食欲不振，家人此时要安慰孕妈妈，帮助减轻压力，同时提供可口的食物，帮助孕妈妈全面补充营养。

1 找准时机，最好在宫缩间歇期进食。

2 饮食最好富含糖类、蛋白质、维生素，孕妈妈可以根据自己的喜好选择蛋糕、面汤、稀饭、肉粥、藕粉、点心、果汁、牛奶、苹果、西瓜、橘子、香蕉、巧克力等多种食物。

3 注意补充水分，多喝红糖水或含铁量丰富的稀汤，比如牛奶、猪肝汤、菠菜汤、鱼汤等，为分娩时将消耗较多水分和血液做准备。

4 最好以少量多餐的形式增强营养的补充。避免暴饮暴食，以免加重胃肠道负担，在分娩过程中出现"停食"、消化不良、腹胀、呕吐等不适反应。

5 饮食最好清淡、易消化，忌油腻，最好不吃不容易消化的油炸或肥肉类食物。

中医学认为，孕妈妈进入临产阶段后，在饮食调节上最好采取利窍滑胎的方法，这对于促进分娩、缩短产程、减轻产痛有积极作用，对于初产妇或胎宝宝偏大的产妇来说更为重要。有这方面功效的食物有牛奶、蜂蜜、苋菜、冬葵叶等。

关键营养素：维生素B$_1$

维生素B$_1$	促进胎宝宝骨骼生长

什么是维生素B$_1$

维生素B$_1$被称为"精神性维生素"，它与我们的精神状态和神经组织有密切关系。除此之外，它还参与碳水化合物的代谢，为人体提供热量。维生素B$_1$还有增进食欲与增强消化功能的作用，对孕妈妈体内的代谢活动和胎宝宝的生长发育都有重要的意义。

维生素B$_1$的来源

在谷类中，大米、面粉含维生素B$_1$较多；在蔬菜中，豌豆、蚕豆、毛豆的维生素B$_1$含量较高；在动物性食品中，畜肉、动物内脏、蛋类的维生素B$_1$含量较高。

最佳摄入量

维生素B$_1$的日摄入量以1.5毫克为宜。定期吃糙米饭可以补充维生素B$_1$。

缺乏维生素B$_1$的危害

身体缺乏维生素B$_1$时，孕妈妈会有神经系统和心血管系统的异常症状，轻者表现为食欲差、乏力、膝反射消失，重者会出现呼吸困难、昏迷和心力衰竭等情况。

孕妈妈缺乏维生素B$_1$必然也会影响胎宝宝的正常发育，甚至使宝宝出生后患上脚气病。

富含维生素B$_1$的食物（每100克可食部分）

食材	含量（毫克）	食材	含量（毫克）
小麦	0.4	干酵母	6.56
玉米	0.27	黄豆	0.41
猪肝	0.21	绿豆	0.25
鸡蛋	0.11		

重点食材推荐：鲈鱼、虾

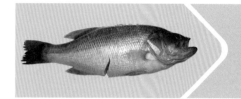

鲈鱼
预防早产的安胎食品

对孕妈妈和胎宝宝的益处

增加营养，促进胎宝宝大脑发育

鲈鱼含有丰富的钙、磷、钾、碘、铜等矿物质，孕妈妈多吃鲈鱼可以补充这些营养素，促进胎宝宝健康发育。鲈鱼中还富含DHA、EPA等胎宝宝大脑发育不可缺少的高度不饱和脂肪酸，对视细胞的发育也有益。所以，孕妈妈常吃鲈鱼对胎宝宝的大脑和视力发育都有好处。

增强消化功能

鲈鱼富含烟酸，能促进消化系统的健康，减轻胃肠障碍，还能促进血液循环，降低胆固醇水平，适合孕妈妈食用，特别是孕吐比较严重的孕妈妈。

预防早产，催乳下奶

鲈鱼含有一种特殊的游离脂肪酸，能防治胎动不安及产后缺乳等症。孕妈妈或产妇经常食用，既能够安胎补气、健身补血，又不必担心长胖。

最佳食用量及食用方法

鲈鱼最适合清蒸、红烧或炖汤，用鸡汤烹煮味道更鲜美。

食用须知

鲈鱼不要用油炸，否则高温会破坏宝贵的DHA，还会影响鲈鱼鲜美的味道。

营养巧搭配

鲈鱼+冬瓜=增进食欲

冬瓜不但解渴、消暑，还能养胃生津、清降胃火，且含钠量极低，所以是孕妇的消肿佳品；鲈鱼的营养和药用价值都很高，富含脂肪、维生素、钙、磷、铁等多种营养成分，有补肝肾、益脾胃、化痰止咳之效，且可治胎动不安等症。冬瓜和鲈鱼搭配，不仅能保证营养价值，还可使口感清爽，减少鱼腥味儿。

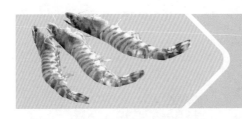

虾
通乳排毒的佳品

对孕妈妈和胎宝宝的益处

虾肉含有非常丰富的蛋白质，而且还含有钙、铁、锌等矿物质，能够帮助孕妈妈补充营养，促进胎宝宝健康发育。

安胎通乳

虾肉富含维生素E，能促进性激素分泌，防止流产，还能促进催乳素的分泌，从而使产妇乳汁充盈，自古以来就是通乳佳品。海虾富含碘元素，孕妈妈对碘的需求增加，如果缺碘会导致流产、早产和先天畸形。所以，孕妈妈常吃虾肉有利于安胎。

促进胎宝宝大脑发育

虾肉含有丰富的锌，而锌可以促进胎宝宝脑组织发育。海虾中含ω-3脂肪酸，对胎宝宝的大脑发育尤其有益。

最佳食用量及食用方法

每次以食用30～50克为宜。

鲜虾适宜采用煮、蒸、烧、煎、炸等烹调方法。盐水白灼比较能够保留虾的营养及原始风味。烹调鲜虾之前先用泡桂皮的沸水把虾冲烫一下，味道会更加鲜美。

食用须知

皮肤瘙痒者及阴虚火旺者最好不要食用。

虾黄的味道虽然鲜美，但胆固醇含量相对较高，患有心血管疾病的患者不宜食用。

颜色发红、外壳暗淡、虾体柔软、头体相离的虾不新鲜，尽量不要吃。

营养巧搭配

虾+豆腐=提高营养价值

虾搭配豆腐一起食用，可获得较全面的营养。豆腐的蛋白质组成中蛋氨酸含量较低，而虾中蛋氨酸含量较高，两者搭配食用，可提高营养价值。

如何预防早产

早产征兆是什么

1 早产的主要表现是子宫收缩，常伴有少量阴道出血或血性分泌物。

2 如果宫缩变得比较频繁了，由最初的不规则宫缩，逐渐发展到7~8分钟一次，即半小时有3~4次，还可能伴随腰酸、腰痛，则子宫口开大，提示早产的可能性很大。

哪些孕妈妈要警惕早产

1 有早产史或清宫术史或生宝宝时子宫颈有裂伤史的孕妈妈。

2 炎症是诱发早产的常见原因（占30%~40%）。怀孕时，因为激素的影响，生殖道出血，分泌物常增多，加上怀孕时抵抗力降低，很容易被病菌侵袭，引起炎症。

3 如果子宫过度膨胀，如羊水过多、双胎妊娠等，子宫被撑得过大，也容易发生早产。

4 先天性子宫畸形，如单角子宫、纵隔子宫等；患有子宫肌瘤，特别是肌瘤比较大的孕妈妈，容易发生早产。

5 子宫颈功能不全的孕妈妈。胎宝宝长大了，"气球"涨大了，而"气球口"松了就会漏气，导致早产。

6 严重缺乏维生素C、锌及铜等，使胎膜的弹性降低，容易引起胎膜早破，导致早产。

如何预防早产

1 孕妈妈要保证充足的睡眠，不要给自己太大的压力。

2 孕妈妈需要调整性生活，且不要异常扭动身体、突然改变体位或进行其他动作幅度较大的运动。

3 孕妈妈不要长时间逛街、远行等，不宜在刚擦完的地板上走动。要穿舒适、防滑的鞋子。

4 孕妈妈在下楼梯或者行走在不平的道路上时要注意安全。如果适逢雨雪天气，最好不要外出。

5 遵医嘱，认真做好孕期各项检查。

有助于预防早产的食物

食物类别	食物名称	功效
蛋白质含量高的食物	鱼、鸡蛋、牛奶	增加婴儿出生时的体重
含有叶酸的食物	菠菜、西蓝花、莴笋、油菜、四季豆等深色蔬菜	对于细胞分裂和组织生长具有重要作用
富含铁的食物	动物肝脏、动物血、木耳、葵花籽、榛子	促进造血

核桃仁炒韭菜

材料 韭菜200克，核桃仁50克。

调料 盐2克。

做法

❶ 韭菜择洗干净，切段。

❷ 锅中倒油烧热，下韭菜段，加盐炒匀，倒入核桃仁翻炒几下即可。

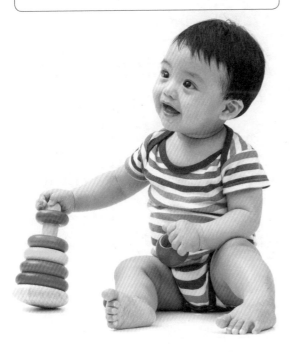

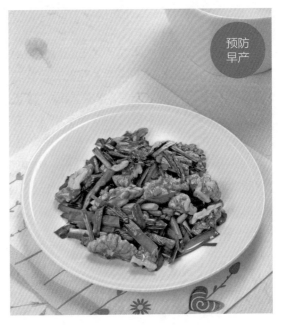

预防早产

205

第37周　胎宝宝已经准备好了

补充钙、铁

胎宝宝的骨骼钙化接近完成，含丰富钙的豆类食品、小鱼、蔬菜等仍适合多食。

孕晚期的女性容易有贫血症状，为了防止分娩时出血过多，必须及早多摄取铁。动物内脏含丰富的铁，可以提高造血功能。

不宜过多服用鱼肝油和钙片

怀孕后，不少孕妈妈为了优生而盲目服用鱼肝油。但实际上，长期服用大剂量的鱼肝油会引起毛发脱落、皮肤发痒、食欲减退、感觉过敏、眼球突出、血中凝血酶原不足和维生素C代谢障碍等。

此外，孕妈妈也不宜过量补钙，过多的钙并不能为人体所吸收，反而会导致孕妈妈出现便秘及胃部不适。因此，怀孕期间不宜过量服用鱼肝油和钙片。

专家指导

○ 孕妈妈应多摄入维生素D，能促进钙的吸收。富含维生素D的食物有动物肝脏、鱼肝油、禽蛋等。

一日食谱参考

餐次	用餐时间	推荐食谱
早餐	7：00~8：00	香蕉燕麦粥1份 豆腐干1份
加餐	10：00	杏仁10颗
午餐	12：00~13：00	米饭1份 宫保鸡丁1份 肉末茄子1份 虾皮炒油麦菜1份
加餐	15：00	苹果1个
晚餐	18：00~19：00	茄丁肉丝面1碗 拌什锦沙拉1份
加餐	21：00	牛奶250毫升

香蕉燕麦粥

材料 香蕉1根，燕麦片100克，牛奶100克。

做法

❶ 香蕉去皮，切小丁。

❷ 锅置火上，倒入适量清水烧开，放入燕麦片，大火烧开后转小火煮至粥稠，关火放至温热，淋入牛奶，放上香蕉丁即可。

肉末茄子

材料 茄子250克，猪瘦肉50克，豌豆50克。

调料 葱末、姜末、盐、水淀粉、酱油、白糖、蒜末、植物油各适量。

做法

❶ 茄子去蒂，洗净，切滚刀块。猪瘦肉洗净，剁成肉末。豌豆洗净，备用。

❷ 锅内倒油烧至七成热，炒香葱末、姜末，放肉末煸熟，倒入茄子块和豌豆翻匀，加酱油、白糖和清水烧至茄子块熟透，加蒜末、盐调味，用水淀粉勾芡即可。

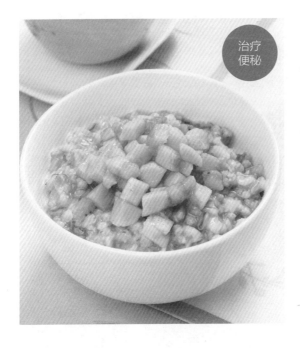

治疗便秘

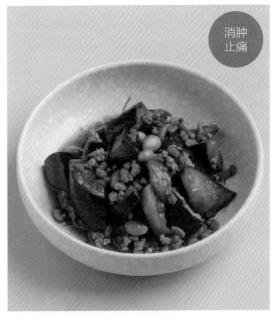

消肿止痛

第38周 我是皮肤滑溜溜的漂亮宝宝了

避免引起浮肿

孕妈妈最好能避免食用盐分过多的食物，或含防腐剂、人工增味剂的速食面、加工食品等，不要贪嘴，同时也不宜多食含水分太多的水果，以免引起浮肿症状。

饮食中最好富含糖、蛋白质、维生素，孕妈妈可以根据自己的喜好，选择蛋糕、面汤、稀饭、肉粥、藕粉、点心、果汁、牛奶、苹果、西瓜、橘子、香蕉、巧克力等多种食物。

要准备好两个产程的饮食

第一产程的饮食：孕妈妈在第一产程不需要用力，可以尽可能多吃点东西，以备第二产程时有力气分娩。所吃的食物应富含碳水化合物，能快速提供热量，在胃中停留时间短，也不会在宫缩紧张时引起恶心、呕吐等不适。食物最好能稀软、清淡、易消化，可以准备些蛋糕、挂面、糖粥等。

第二产程的饮食：在第二产程，多数孕妈妈不愿进食，可以喝点果汁或菜汤来补充因出汗而流失的水分。由于在第二产程需要不断用力，应吃高热量、易消化的食物，如牛奶、汤粥、巧克力等。如孕妈妈无法进食，也可通过输葡萄糖来补充热量。

专家指导

○ 为孕妈妈做菜时应使用植物油。研究发现，人体的必需脂肪酸，如亚油酸、亚麻酸等，自身不能合成，只能靠食物供给，而这些脂肪酸主要存在于植物油中，动物油中的含量低。人体缺乏必需脂肪酸，容易引起皮肤粗糙、头发易断、皮屑增多等，婴儿易患湿疹。因此，为了预防胎宝宝出生后患湿疹，准爸爸做菜时要用植物油。

产妇在分娩时，最佳的陪护人应该是丈夫。丈夫陪在身边，可以帮助妻子克服紧张心理，有了丈夫的鼓励和支持，妻子顺利分娩的信心也会大大增加。丈夫可以分担妻子的痛苦，也可以分享宝宝降生的喜悦，这对于增进夫妻感情来说也是难得的好事。

一日食谱参考

餐次	用餐时间	推荐食谱
早餐	7：00~8：00	肉末碎菜粥1份 春卷3个
加餐	10：00	猕猴桃冰沙1份
午餐	12：00~13：00	笋丝虾仁面1碗 姜汁鱿鱼丝1份 虾仁炒豆腐1份
加餐	15：00	蛋糕1个
晚餐	18：00~19：00	米饭1份 豆腐干炒芹菜1份 排骨烧油菜1份 蛋花汤1份
加餐	21：00	牛奶250毫升

推荐食谱

虾仁炒豆腐

材料 豆腐150克，虾仁100克。

调料 葱花、姜末、植物油、料酒、酱油、淀粉、盐各适量。

做法

❶ 虾仁洗净，用料酒、姜末、酱油及淀粉腌渍。豆腐洗干净，切小方丁。

❷ 锅内倒油烧热，倒入虾仁，用大火快炒几下，将豆腐放入继续翻炒5分钟，加入盐炒匀，撒上葱花即可。

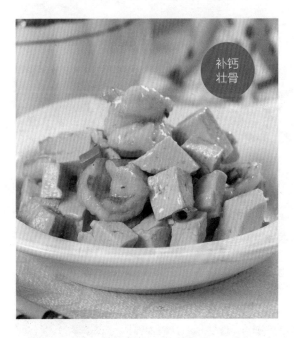

补钙壮骨

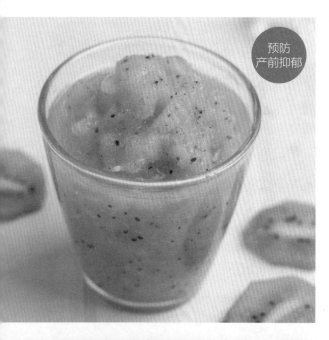

预防
产前抑郁

猕猴桃冰沙

材料 猕猴桃2个，炼乳50克，蜂蜜20克，冰块250克。

做法

① 猕猴桃洗净去皮，切丁，放入搅拌机中搅碎。

② 冰块放入搅拌机中打成冰沙，堆入透明的玻璃碗中，倒入搅打好的猕猴桃，淋入炼乳和蜂蜜拌匀即可。

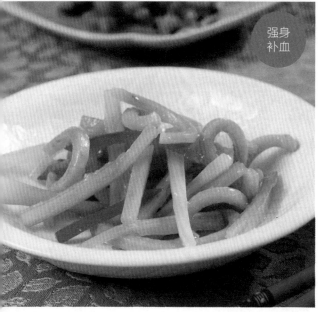

强身
补血

姜汁鱿鱼丝

材料 鲜鱿鱼段300克，芹菜100克。

调料 姜、红尖椒、盐、醋、香油、胡椒粉各适量。

做法

① 鱿鱼洗净，切细丝。芹菜择洗干净，切段。姜去皮，捣成姜汁。红尖椒洗净，切丝。

② 芹菜放入沸水中迅速焯烫，捞出过凉，沥干水分，拌入少许盐、香油，装盘。

③ 将鱿鱼丝放入沸水中烫至断生、发脆时捞出，加入红尖椒丝、姜汁、盐、醋、胡椒粉、香油拌匀后放在芹菜上即可。

第39周　还在继续长肉

少食多餐，减轻胃部不适

孕晚期胎宝宝的体型迅速增大，孕妈妈的胃受到压迫，饭量也随之减少。有时孕妈妈虽然吃饱了，但并未满足营养的摄入需求，所以应该少食多餐，以减轻胃部不适。

孕妈妈要多摄取一些蛋、鱼、肉、奶、蔬菜和水果等，增加蛋白质、钙、铁的摄入量，以满足胎宝宝生长的需要。

饮食宜选择体积小、营养价值高的浓缩食物，比如动物性食物等，减少一些谷类食物的摄取。要注意饮食中的热量不宜增加过多，还要适当限制盐和糖的摄入。要做到定期称体重，观察尿量是否正常。

专家指导

○ 孕妈妈可以多吃些低盐食物及米粥、红豆汤、绿豆汤等，来改善下肢肿胀等不适症状。

多吃巧克力，帮助孕妈妈分娩

很多营养专家和医生都建议孕妈妈适当多吃巧克力。原因如下：

1.营养丰富。巧克力含大量优质碳水化合物，而且能在短时间内被人体消化、吸收和利用，产生大量的热量，供人体消耗。

2.体积小，发热多，而且香甜可口，吃起来很方便。

孕妈妈只要在临产前吃上一块巧克力，就能为分娩过程提供热量。因此，巧克力是当之无愧的"助产大力士"。

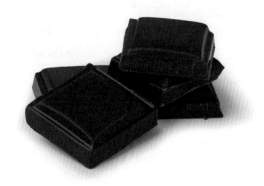

○ 分娩过程中孕妇或胎宝宝可能会出现危险情况，最常见的是孕妇的骨盆窄或骨盆的形态很难使宝宝出来，子宫口不好打开而无法进行分娩，导致阵痛时间长，分娩过程缓慢，甚至停止，即为难产，这时需要手术助产，即通过使用产钳、胎吸或进行剖宫产结束分娩。

一日食谱参考

餐次	用餐时间	推荐食谱
早餐	7：00~8：00	南瓜粥1份 三鲜包子1个
加餐	10：00	香蕉1根
午餐	12：00~13：00	米饭1份 红枣黑豆炖鲤鱼1份 番茄炒鸡蛋1份 蒜香烤鲜虾1份
加餐	15：00	黑芝麻糊1份
晚餐	18：00~19：00	番茄打卤面1份 香椿拌豆腐1份
加餐	21：00	牛奶250毫升

推荐食谱

红枣黑豆炖鲤鱼

材料 鲤鱼1条(约600克)，红枣3枚，黑豆30克。

调料 姜丝、葱段、盐、料酒、香菜段各适量。

做法

❶ 将鲤鱼处理干净，切成段。红枣、黑豆分别用温水泡透。

❷ 锅置火上，倒油烧热，下入鲤鱼段炸至金黄色，捞出沥油。

❸ 取炖盅一个，倒入适量水，放入鲤鱼段、红枣、黑豆、姜丝、葱段、料酒烧开，盖上盖，炖约1.5小时，加入盐调味，撒上香菜段即可食用。

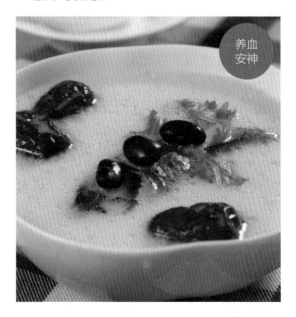

养血安神

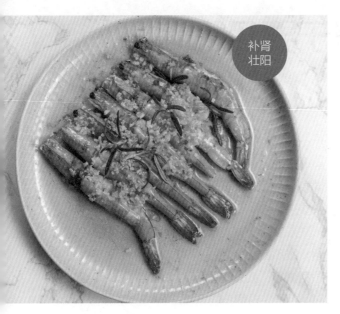

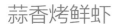

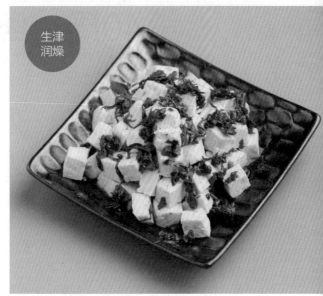

蒜香烤鲜虾

材料 鲜虾150克，蒜蓉30克。

调料 盐、白胡椒粉各3克，迷迭香、橄榄油各5克。

做法

❶ 鲜虾洗净，剪去虾脚，剖开虾身，用牙签挑去虾线。

❷ 将鲜虾放在盘子里，撒上盐、白胡椒粉裹匀。

❸ 平底锅内倒入橄榄油，烧热后放入蒜蓉炒出香气，离火。

❹ 将蒜蓉料浇在鲜虾上，覆上保鲜膜。烤箱预热至180℃，将鲜虾放入烤箱内，10分钟后取出，撒上迷迭香即可。

香椿拌豆腐

材料 豆腐200克，香椿100克。

调料 盐、香油各适量。

做法

❶ 豆腐洗净，放沸水中焯烫后捞出，晾凉，切块，装盘。香椿洗净，放沸水中焯一下捞出，沥干，切碎，放入豆腐中。

❷ 向香椿、豆腐中加盐、香油拌匀即可。

第40周 终于要见面了

为临产做准备

本周孕妈妈即将临盆了，因此这时候的饮食要以能让孕妈妈顺利分娩为原则。

1 如果维生素B_1摄入不足，容易引起孕妈妈呕吐、倦怠、体乏，还会影响分娩时的子宫收缩，使产程延长，分娩困难。妈妈要多吃一些富含维生素B_1的食物（如豆类、坚果、动物肝肾、动物心及瘦猪肉等），选择标准米面也能满足需要。

2 在这个阶段，孕妈妈应该吃一些富含蛋白质、糖类等热量较高的食品，为临产积聚热量。注意食物要易于消化，预防便秘和水肿。适当地吃些坚果、巧克力等食物可以增加体力，以便能应付随时可能到来的分娩。

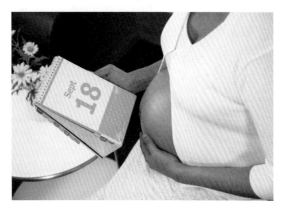

剖宫产前不宜进补人参

不少人认为剖宫产出血较多，会影响母婴健康，因此在进行剖宫产手术前可以通过进补人参来增强体质。其实这种做法是不正确的。

人参中含有人参皂苷，有强心、兴奋的作用，服用后会使孕妈妈大脑兴奋，影响手术的顺利进行。此外，服用人参后容易使切口渗血时间延长，对切口的恢复不利。

专家指导

- 分娩是非常消耗体力的，但是产妇肠胃分泌消化液的能力降低，蠕动减弱，以选择清淡、易消化、高碳水化合物的饮食为好，比如烂面条、牛奶、面包等，不要吃不易消化的高脂肪食物。

- 分娩时，孕妈妈还可以吃些巧克力，每100克巧克力含碳水化合物55~66克，能够迅速提供热量，有助于补充体力。

- 产程中要注意补水，可以直接喝水，也可以喝点牛奶、蜂蜜水、鲜榨果汁等补充体力。

Q 我的预产期在下周，可这几天总感到不安，食欲也下降了，这样对分娩是不是不好？

A 过分紧张的情绪是不利于分娩的。过分紧张或恐惧的情绪容易引起失眠、进食少等，容易导致身体热量过度消耗，引起脱水、电解质紊乱和植物神经紊乱等，从而出现疲劳、肠胀气、尿潴留和脉搏增快等情况，肯定会影响分娩。在分娩前，最好能吃好睡好，保持大小便通畅，为分娩做好准备。

一日食谱参考

餐次	用餐时间	推荐食谱
早餐	7：00~8：00	什锦面片汤1份 煎蛋1个
加餐	10：00	面包片1片
午餐	12：00~13：00	米饭1份 莲藕花生排骨汤1份 干煸豆角1份 木须肉1份
加餐	15：00	苹果1个
晚餐	18：00~19：00	紫薯饼1份 红烧排骨1份 蒜蓉西蓝花1份 素炒黄花菜1份
加餐	21：00	牛奶250毫升

推荐食谱

什锦面片汤

材料 饺子皮200克，小油菜100克，番茄50克，土豆半个，鸡蛋1个。

调料 盐3克，白糖2克。

做法

① 番茄洗净，去皮，切片。土豆洗净，去皮切片。鸡蛋打散。油菜洗净。饺子皮切成四片。

② 锅内油热后先炒鸡蛋，炒散后放入土豆片、番茄片煸炒匀。

③ 倒入开水，大火煮开后放入面片，调为中火，直到面片煮熟后再放入小油菜，调入盐、白糖搅匀，关火。

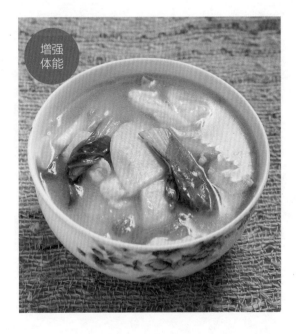

增强体能

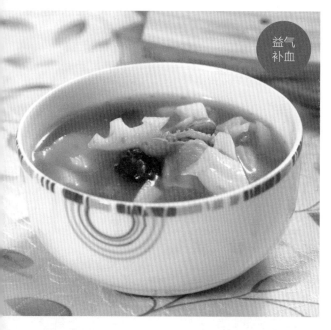

莲藕花生排骨汤

益气
补血

材料 排骨500克，莲藕400克，花生150克，
红枣5枚。

调料 葱段、姜片、盐各适量。

做法

❶ 将排骨洗净，剁成块，放入开水中氽去血
水，取出。莲藕切成大块。红枣去核，花生
去壳。

❷ 锅内注入适量水，将排骨、莲藕块、花生、
红枣放入，加葱段、姜片，以大火煲20分
钟后，加盐调味，再以小火煲2小时左右
即可。

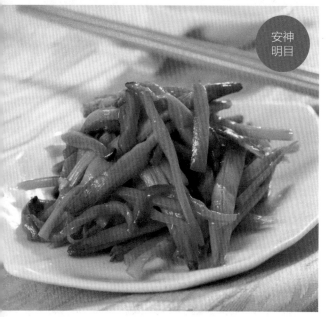

素炒黄花菜

安神
明目

材料 泡发黄花菜150克，香菇2朵，胡萝卜
50克。

调料 姜丝、盐、香油、植物油各适量。

做法

❶ 黄花菜冲洗干净，放入沸水锅中，焯水，盛
出，沥干。香菇泡软，切成丝。胡萝卜洗
净，切丝。

❷ 锅置火上，倒油烧热，爆香姜丝，加入香菇
丝再炒香。

❸ 放入胡萝卜和黄花菜，大火快速翻炒，见黄
花菜微软，加盐调味，淋入香油即可关火
装盘。

第三章

产后吃对营养，
奶水足、恢复快

新妈妈生下宝宝后，身体器官要恢复到孕前状态需要6~8周的时间。在这一时期内，良好的饮食调养有助于新妈妈身体的正常恢复，还能改善新妈妈的体质，让新妈妈更加健康漂亮。

产后新妈妈身体的变化

产后乳房开始发生神奇的变化

乳腺小叶：为了适应乳房变大的需要，乳腺小叶开始增生。

乳腺导管：乳腺导管中会流出乳汁，缓慢流向乳头。

乳晕：产后乳晕会变得暗沉、发黑。

乳头：产后乳头颜色会加深，变得很脆弱，轻轻一碰就会痛。为了避免乳头疼痛，可以用乳头保护罩加以保护。

泌乳的生理原因：宝宝一旦出生，胎盘随之娩出，于是雌激素在体内的浓度显著下降，从而解除了对催乳素的抑制。催乳素发挥作用，乳汁也随之而来。

产后子宫变化

产后第1天，子宫下降到肚脐水平，产后第1周下降到耻骨联合水平，产后10天下降至骨盆腔，产后6周恢复到孕前状态。

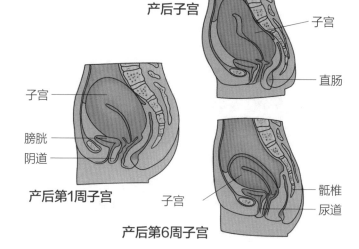

产后子宫

子宫

直肠

子宫

膀胱

阴道

产后第1周子宫

子宫

骶椎

尿道

产后第6周子宫

产后膀胱敏感度低，注意及时解小便

自然分娩的新妈妈第一次排尿非常重要，因为膀胱在分娩过程中受到挤压，导致敏感度降低，容易出现排尿困难，而充盈的膀胱会影响子宫的收缩，所以产后6~8小时最好进行第一次排尿，可以有效预防产后尿潴留。

如果出现排尿困难，可以采取下面的方法进行缓解：

1.打开水龙头或吹口哨，诱导排尿。

2.帮助新妈妈按摩小腹下方。

3.用热水袋敷小腹。

产后有宫缩痛，不必过于担心

新妈妈刚分娩完，经常会因为宫缩而引起下腹阵发性疼痛，这就是产后宫缩痛（也叫后续阵痛），是为了止血并且促进子宫复旧，不过一般会在产后2~3天自然消失，新妈妈不用过于担心。

腹部做环形按摩促进恶露排出

自然分娩后，新妈妈常常会因为宫缩而引起下腹部阵发性疼痛。这时，家人可以用一个热水袋敷在新妈妈的下腹部，帮助缓解腹部疼痛。家人也可以帮助新妈妈在下腹部做环形按摩，以感觉到该部位变硬为宜，有利于促进恶露排出。

专家指导

○ 新妈妈可以用手触摸腹部，如果感觉有个硬球，说明宫缩状况良好。如果松软，就可能出现产后出血，这也就是为什么新妈妈回到病房后，护士会定时来按压宫底，了解宫缩情况，这时新妈妈要积极配合。

产后第1周的饮食调养方案

产后第1天饮食准则

这时候新妈妈刚分娩完，身体还处在调节、提高免疫力的阶段，而且由于要制造乳汁来喂养宝宝，所以这一时期所需的营养还是很多的，必须加强饮食调理，多吃营养丰富的食物，从而补充足够的热量及蛋白质、脂肪等营养素。

第1餐以流质食物为主

不管是自然分娩的妈妈还是剖宫产妈妈，产后第一餐都应以易消化、营养丰富的流质食物为主，比如牛奶和一些汤类，这些食物既能补充新妈妈在分娩时损失的体液，又能补充足够的热量和营养素。

多吃有助切口愈合的食物

新妈妈要多吃一些促进切口愈合的食物。蛋白质就能很好地促进切口愈合，从而减少切口感染的机会，富含蛋白质的食物有各种瘦肉、牛奶和蛋类；维生素A能够阻止皮质类固醇对切口愈合的抑制作用，促进切口愈合，富含维生素A的食物有鱼油、胡萝卜、番茄等；维生素C有助于促进胶原蛋白的合成，帮助切口愈合，富含维生素C的食物有各种蔬菜、水果。

剖宫产妈妈要少吃产气食物

剖宫产妈妈因为有切口，同时产后腹压突然降低，腹肌松弛、肠道蠕动缓慢，容易导致腹胀、便秘，此时不要吃易发酵产气的食物，比如黄豆、豆浆、淀粉类食物等，要多吃促进排气的食物，如萝卜汤等。

过来人说

- 非常累的情况下，需要充分睡觉。
- 体力急剧下降，容易发冷，最好将室温调高一点，盖上被子，保持安定。
- 吃比较容易消化的食物。
- 最好在分娩后4~6小时排尿，这样可对宝宝通过产道时非正常压迫的膀胱起到恢复的作用。
- 产后0.5~1小时给新生儿喂奶。鼓励按需哺乳。
- 回到产后休养室后，即使有产后痛，也最好在24小时内用正确姿势走路，能帮助子宫收缩。

产后第1天推荐食谱

❍ 顺产妈妈推荐食谱

餐次	推荐食谱
早餐	大米粥1份，蛋羹1份
加餐	面包片1片
午餐	小米南瓜粥份，双耳牡蛎汤1份，清蒸鱼1份，素炒油菜1份
加餐	苹果1个
晚餐	红豆粥1份，虾仁南豆腐1份，蒜蓉西蓝花1份，西芹炒百合1份
加餐	牛奶250毫升

❍ 剖宫产妈妈推荐食谱

餐次	推荐食谱
早餐	红糖百合小米粥1碗
加餐	香蕉1个
午餐	番茄鸡蛋面1碗
加餐	黑芝麻糊1碗
晚餐	大米粥1碗，当归鲫鱼汤1碗
加餐	粳米鲜藕粥1碗

双耳牡蛎汤

材料　水发木耳、牡蛎各100克，水发银耳50克。

调料　葱姜汁、盐、料酒、醋、胡椒粉、高汤各适量。

做法

❶ 将木耳、银耳撕成小块。牡蛎入沸水锅中焯一下，捞出备用。

❷ 另起锅加高汤烧热，放入木耳、银耳、料酒、葱姜汁煮约15分钟。

❸ 下入焯好的牡蛎，加入盐、醋煮熟，加入胡椒粉搅匀即可。

粳米鲜藕粥

材料　粳米、小米、鲜藕各50克。

做法

❶ 将粳米、小米洗净，浸泡30分钟。鲜藕洗净，切成小块。

❷ 向锅中倒水，烧开，放入粳米和小米，煮至粥将熟时加入藕块，继续煮至藕块软熟，成粥即可。

产后第2天饮食准则

产后第2天新妈妈的状态会比第1天要好些，但腹部还是会有阵痛，尤其是在哺乳时，恶露的排出更明显，红色恶露的量增多。新妈妈这时候可以一个人去卫生间了，但会阴部还是会痛，所以还是避免过度活动比较好。新妈妈开始分泌乳汁时乳房变大、变硬，伴随疼痛，这时候就要清洁乳头，将分泌的初乳喂给宝宝。分泌乳汁时，可通过按摩消除瘀块，预防乳腺炎。

❯ 多吃温补的食物

产后第2天的新妈妈恶露可能会增加，这会给新妈妈造成心理负担，从而影响食欲和心情。这时候新妈妈要注意保暖，多吃温补味甘的、能增强人体造血功能的食物，如红枣、莲子、阿胶、桃仁等。

但是，进补要适量，不要盲目大量进补，那样只会给胃肠增加过多的负担，适得其反。只有营养均衡、搭配合理，才能达到食补的最终目的。

❯ 剖宫产妈妈要增强腰肾功能的恢复

产后第2天，剖宫产妈妈的疼痛还在继续，乳房也会隐隐发胀，医生会鼓励新妈妈给宝宝喂奶。哺乳会加速子宫的收缩，从而带来阵阵疼痛，加上恶露也比较多，因此新妈妈会感到腰使不上劲，酸胀难受，坐一会儿就累了。

此时，剖宫产妈妈如果已经排气，就可以吃流质或半流质食物了，比如米粥、蛋羹、蛋花汤等，但应注意先不要吃不易消化或容易引起胀气的食物，如牛奶、甜豆浆、浓糖水等。要注意休息，不要长时间抱宝宝，喂奶的时间也不要太长，避免久坐。

过来人说

- 定期排尿才能快点清除体内垃圾。
- 新妈妈最好能自己处理恶露。
- 将乳头擦干净，用热的湿毛巾温柔地按摩乳房，能有效促进母乳喂养。
- 做产褥期体操来放松肌肉，能促进血液循环，也能促进恶露的排出。
- 新妈妈就算没有食欲也要吃高营养餐，每日可安排4~6餐，夜间喂奶辛苦，鼓励睡前加餐，每一餐都不要错过规定的时间。

专家指导

- 新妈妈出汗比较多，所以禁止吹冷风，可以淋浴，但要防止淋浴后温度变化太大导致感冒。

产后第2天推荐药食

◑ 顺产妈妈推荐药食

餐次	推荐食谱
早餐	红枣大米粥1碗，鸡蛋1个
加餐	苹果1个
午餐	米饭1小碗，番茄炒鸡蛋1份，蘑菇肉片1份
加餐	生化汤1碗
晚餐	茄丁面1碗
加餐	银耳莲子羹1小碗

◑ 剖宫产妈妈推荐食谱

餐次	推荐食谱
早餐	山药粥1碗，苹果1个
加餐	香蕉1个
午餐	菜肉馄饨1碗
加餐	银耳莲子汤1碗
晚餐	三角面片汤1碗，蔬菜鱼丸汤1碗
加餐	黑米粥1碗

生化汤

材料 当归、桃仁各15克，川芎6克，黑姜10克，甘草3克，粳米100克，红糖适量。

做法

❶ 粳米洗净，用水浸泡30分钟。

❷ 将当归、桃仁、川芎、黑姜、甘草等材料与水以1∶10的比例共同煎煮30分钟，取汁去渣。

❸ 将药汁和淘洗干净的粳米熬煮为稀粥，调入红糖即可。

三角面片汤

材料 馄饨皮50克，青菜25克，高汤100毫升。

做法

❶ 青菜洗净，切碎。馄饨皮用刀拦腰切成两半，再切成三角状。

❷ 锅中放高汤煮开，放入三角面片，煮开后放入青菜碎，煮沸即可。

产后第3天饮食准则

新妈妈正式开始分泌乳汁了，这时会出现乳房痛，但不能停止哺乳，最好能坚持用温热毛巾外敷乳房，帮助消除瘀块。

在这一天，新妈妈的子宫内开始重新生成内膜，产后痛减轻，会阴痛也减轻，脉搏和呼吸恢复正常，活动也更加自然了。自然分娩的新妈妈出院时最好适当地多穿些衣服，注意保暖，回家后立即休息，但需要注意勤换护垫和清洁外阴。不少新妈妈会冒冷汗，身体会不舒服，要在多注意休息的同时学会调节自己的情绪。

多吃促进乳汁分泌的食物

一般产后第3天新妈妈就开始分泌乳汁了，而充足的乳汁就要靠新妈妈的营养支持了。新妈妈要多吃营养丰富的食物，促进乳汁分泌，提高乳汁质量，这样才能满足宝宝身体发育的需要，而且多给宝宝喂奶，还能缓解新妈妈的乳房不适感。

新妈妈要少食多餐，饿了就吃

产后新妈妈的胃肠功能还没有完全恢复，一顿不要吃太多，以免加重肠胃负担，但是不要让自己处于饥饿状态，最好是饿了就吃，而不局限于一日三餐或四餐。

剖宫产妈妈可以多喝汤

一般来说，剖宫产妈妈的泌乳时间要比顺产妈妈晚一些，泌乳量也会少一些，不过不要担心，这大多是正常现象。

剖宫产妈妈此时要放松心情，不要过分紧张和担心，不然可能会导致具有抑乳作用的激素水平上升，从而抑制了催乳素的分泌。

剖宫产妈妈要喝些鱼、蔬菜等熬成的汤。

过来人说

- 出院时，新妈妈最好穿上长袖衣服和长裤，不要将手腕、脚腕等露出来。
- 用热毛巾擦洗身体，预防汗液流失过多造成的不适，条件允许的话可淋浴。
- 即使母乳分泌不多，也要每天哺乳8次以上，这样能预防乳腺炎，加快子宫的收缩。
- 正常就餐，多食富含维生素的蔬菜，适当多喝汤水，能预防产后便秘和痔疮，产后3天之内应该排便。
- 多走动，帮助产后恢复。

产后第3天推荐食谱

⊃ 顺产妈妈推荐食谱

餐次	推荐食谱
早餐	核桃鸡蛋羹1碗，苹果1个
加餐	牛奶1杯
午餐	米饭1小碗，麻油猪肝汤1份，清炒油菜1份
加餐	面包1片
晚餐	红薯粥1碗，蒜蓉苋菜1份，排骨汤1碗
加餐	黑木耳汤1小碗

⊃ 剖宫产妈妈推荐食谱

餐次	推荐食谱
早餐	牛奶1杯，素馅包子2个
加餐	花生10颗
午餐	米饭1份，鲢鱼头豆腐汤1碗，炒白菜1份
加餐	藕粉1碗
晚餐	香菇鸡丝面1碗
加餐	香蕉1根

麻油猪肝汤

材料 猪肝200克，猪油25克，米酒150克，老姜30克。

做法

❶ 猪肝洗净，切成薄片备用。老姜切片。

❷ 锅内倒猪油，小火烧至油热后加入姜片，煎至呈浅褐色。

❸ 再将猪肝放入锅中大火快速煸炒，5分钟后将米酒倒入锅中，米酒煮开后，取出猪肝。

❹ 将米酒用小火煮至完全没有酒味，再将猪肝放回锅中翻炒即可。

鲢鱼头豆腐汤

材料 嫩豆腐2盒，鲜鲢鱼头1个（600克），水发冬笋75克。

调料 高汤或水500毫升，米酒、醋、姜、葱段、白糖、盐、香菜段、油各适量。

做法

❶ 鱼头洗净，从中间劈开，再剁成几大块。嫩豆腐切成厚片，笋、姜洗净切片。

❷ 大火烧热炒锅，下油烧热，将鱼头块入锅煎3分钟，表面略微焦黄后加入汤（或清水），大火烧开。

❸ 水开后放醋、米酒，煮沸后放入葱段、姜片和笋片，盖锅焖炖20分钟。

❹ 当汤烧至奶白色后调入盐和白糖，放上香菜段即可。

产后第4天饮食准则

室温如果太低，新生儿的热量无法用于成长，只能用在维持体温上，成长就会缓慢。

母乳的分泌量变多，新妈妈的食欲也会比较旺盛，为了哺乳要注意营养的摄取。随着食物摄取量的增加，新妈妈应该开始排便了，如过了4天还没有排便就要到医院就诊，向医生咨询。恶露的颜色渐渐变为褐色，量也减少，有酸味，所以要勤换护垫，清洁外阴。

◐ 喝点红糖水帮助排恶露

产后第4天，恶露开始增多，此时通过食补可促进恶露的排出。

新妈妈喝点红糖水，不仅可以补血，帮助补充碳水化合物，还能促进恶露的排出和子宫的修复，但红糖水不宜长期喝，因为长时间喝红糖水反而会使恶露增多，继而引发贫血，一般喝10天即可。

◐ 吃鸡蛋可促进恢复，但不是多多益善

鸡蛋富含蛋白质、卵磷脂、钾、镁等成分，易消化吸收，产后新妈妈食用可促进恢复、补充体力，还可促进切口愈合。但是，鸡蛋以一天吃2~4个为宜，过量食用会增加消化系统的负担，不利于营养吸收和身体恢复。鸡蛋以蒸煮为宜，应避免煎炸。

◐ 剖宫产妈妈多吃富含维生素C和维生素E的食物

其实，剖宫产妈妈产生的抑郁情绪通常要比顺产妈妈更加严重一些，产后的疼痛、恼人的切口、哭泣的宝宝都可能会让妈妈心烦意乱。更值得注意的是，产后抑郁对宝宝的生长和发育也有影响。

为了加快剖宫产切口的愈合，避免切口发生感染，剖宫产妈妈要多吃富含维生素C和维生素E的食品。

过来人说

○ 即使活动自如也不要做家务，以免累倒，不要长时间抱着孩子。

○ 会阴缝合部位还没有完全恢复，排便时最好不要太用力。

○ 易出冷汗，被弄湿的衣服要快点换下来，在室内也要穿袜子，注意保暖。

○ 最好不要长时间开门通风，以免冷风进屋，可用温度计和湿度计监测室内温度和湿度。

○ 让宝宝先吸吮一侧乳头，再换到另一侧，直到自动松开乳头。下次哺乳时让宝宝从另一侧开始吸吮。

产后第4天推荐食谱

◐ 顺产妈妈推荐食谱

餐次	推荐食谱
早餐	紫米粥1碗，鸡蛋1个
加餐	小蛋糕1个
午餐	米饭1小碗，冬笋雪菜黄鱼汤1份，醋熘土豆丝1份
加餐	苹果1个
晚餐	大米粥1碗，番茄炒鸡蛋1份，火腿冬瓜汤1份
加餐	火龙果1个

◐ 剖宫产妈妈推荐食谱

餐次	推荐食谱
早餐	馄饨1碗，鸡蛋1个
加餐	橘子2个
午餐	米饭1份，牡蛎煎蛋1份，炒四季豆1份
加餐	苹果银耳汤1碗
晚餐	香菇炖鸡面1碗
加餐	苹果1个

冬笋雪菜黄鱼汤

材料 冬笋50克，雪菜25克，黄鱼1条。

调料 葱段、姜片、盐、黄酒、植物油各适量。

做法

❶ 黄鱼去鳞，去内脏，特别是要去掉鱼腹的黑膜，然后洗净，用黄酒腌20分钟。冬笋切片。雪菜洗净切碎。

❷ 锅内倒植物油烧热，将黄花鱼两面煎至金黄。

❸ 锅中加水，放入冬笋片、雪菜末、葱段、姜片，大火烧开，再改中火煮15分钟，出锅前放盐，拣去葱段、姜片即可。

牡蛎煎蛋

材料 去壳牡蛎50克，鸡蛋1个。

调料 葱花5克，盐3克，花椒粉少许。

做法

❶ 牡蛎洗净。鸡蛋洗净，磕入碗内，打散，放入牡蛎、葱花、花椒粉、盐，搅拌均匀。

❷ 锅置火上，倒入适量植物油烧至六成热，淋入蛋液煎至两面呈金黄色即可。

产后第5天饮食准则

为了促进乳汁分泌，新妈妈最好多食富含蛋白质的食物，尽量让母乳满足新生儿的生长发育需要。此外，新妈妈最好保持乳头的清洁，可做乳房按摩。

此时，子宫恢复到拳头大小，小便量开始恢复，褐色恶露的排出明显减少。在这一时期可能会出现产后抑郁的症状。

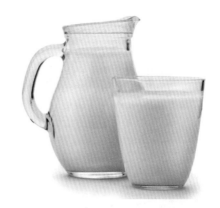

◗ 多吃些"开心"的食物，缓解产后抑郁

大部分新妈妈在坐月子初期会或多或少地出现产后沮丧的现象，情绪容易波动，常感到不安、低落，常常为一些不称心的事感到委屈，甚至伤心落泪，这会影响自身的恢复和精神状态，甚至影响正常哺乳。此时新妈妈应多吃些"开心"的食物，有利于缓解产后抑郁。

葡萄柚	富含芦丁和维生素C，能够滋养组织细胞，增加体力，从而振奋精神，舒缓压力。
小米	含有丰富的维生素B族，能健胃、滋阴养血，可缓解紧张和忧虑的情绪。
香蕉	所含的生物碱可帮助大脑制造血清素，缓解抑郁情绪。

◗ 剖宫产妈妈睡前喝一杯热牛奶有助于睡眠

剖宫产妈妈和顺产妈妈一样，睡眠也会有问题，特别是产后爱出虚汗，经常在半夜醒来，大汗淋漓，心情焦躁不安，皮肤表面晾凉的，但心里感觉有火在烧一般，这是剖宫产妈妈失血过多，血虚肝郁导致的。

长期睡眠不足，有可能使乳汁分泌量减少，还会影响到宝宝。剖宫产妈妈在睡前半小时可以喝一杯热牛奶或一碗小米粥，帮助睡眠。

过来人说

○ 确认恶露情况，每天需要清洗外阴2次以上。
○ 坚持按需哺乳，可做乳房按摩。
○ 多和亲友交谈能预防产后抑郁症。

产后第5天推荐食谱

》顺产妈妈推荐食谱

餐次	推荐食谱
早餐	小米粥1碗，鸡蛋1个
加餐	菠萝1块
午餐	米饭1小碗，蛤蜊豆腐汤1份，炒三丁1份
加餐	芝麻糊1碗
晚餐	猪肝面1碗
加餐	牛奶1杯

》剖宫产妈妈推荐食谱

餐次	推荐食谱
早餐	豆腐饼1个，牛奶1杯
加餐	橙子1个
午餐	米饭1份，红烧金枪鱼1份，清炒油麦菜1份
加餐	莲子粥1碗
晚餐	鲜虾饺子1份
加餐	小米粥1碗

蛤蜊豆腐汤

材料　蛤蜊300克，豆腐150克。

调料　葱花、姜片、盐各适量。

做法

❶ 在清水中滴入些许香油，然后放入蛤蜊，使蛤蜊快速吐净泥沙，再洗净备用。豆腐切成小块。

❷ 锅中放水、盐和姜片煮沸，把蛤蜊和豆腐丁一起放入锅中。

❸ 中火继续煮至蛤蜊壳张开，豆腐熟透后，撒上葱花即可。

红烧金枪鱼

材料　金枪鱼肉400克。

调料　姜片、葱段、葱花、盐、白糖、酱油、料酒各适量。

做法

❶ 将金枪鱼洗净，在鱼身两侧各剖4刀，用盐、料酒腌渍备用。

❷ 炒锅置火上，倒入植物油烧至八成热，下入金枪鱼煎至皮酥，捞起沥油待用。

❸ 锅内留底油，下入姜片、葱段炒香，注入适量水，放入金枪鱼烧沸，撇去浮沫，然后加入酱油、白糖，转小火烧至金枪鱼酥烂，再转大火收浓汤汁，撒上葱花即可。

产后第6天饮食准则

新妈妈开始分泌母乳，新妈妈和宝宝都开始熟悉母乳喂养。宝宝每天约有6次小便，喂奶间隔宝宝睡眠安静即说明乳汁是充足的。

分娩时出血容易导致贫血，产后5周左右贫血症状逐渐消失，在此之前要服用怀孕时服用的补铁剂。在出现头晕等轻微贫血症状时要躺下或蹲下，尽可能让头部位置下移。

可以吃动物血来补铁

铁是促进血液中血蛋白等形成的主要成分之一，可使皮肤红润有光泽，因此新妈妈的膳食中富含铁元素的食物必不可少，如动物血、动物肝脏、瘦肉、木耳、海带、芝麻、黑豆等。

多吃高蛋白、低脂肪的食物

看到家里人为了自己忙得不亦乐乎，新妈妈有时候会感到"心有余而力不足"，想帮忙但浑身没劲，四肢乏力，提不起精神来。

失血、失眠、食欲不振都在耗费着妈妈的精力，这时候妈妈要提高食物的多样性，摄取一些高蛋白、低脂肪、利于消化吸收的食物，

同时要营造一个浓郁的吃饭氛围，让妈妈吃得快乐。

产后妈妈吃的食物品种要丰富

经过出生后前几天的生理性体重下降，宝宝的体重开始增加了，需要吸收的营养也增加了，所以新妈妈自然要吃饱吃好，补充体力来照顾宝宝和进行产后恢复，饮食中适当增加些肉类、甜品，同时要少食多餐，粗细搭配，品种多样。

过来人说

- 尽管身体开始逐渐恢复，也不能做家务，注意不要把手放在冷水里。
- 洗头发时不要弯腰，最好躺着让家人帮忙洗。
- 产后可以继续服用怀孕期间吃剩下的补铁剂，预防缺铁性贫血。喝牛奶有助于补钙。
- 要睡饱觉。睡眠如不足容易延迟产后恢复。
- 通过阅读育儿书籍或请教有经验的长辈来熟悉照顾宝宝的方法。

产后第6天推荐食谱

❂ 顺产妈妈推荐食谱

餐次	推荐食谱
早餐	鸡蛋瘦肉粥1碗，素馅包子1个
加餐	苹果1个
午餐	米饭1份，香干芹菜1份，香菇肉片1份，清鸡汤1碗
加餐	藕粉1碗
晚餐	米饭1份，黄豆猪蹄汤1份，油淋生菜1份
加餐	牛奶1杯

❂ 剖宫产妈妈推荐食谱

餐次	推荐食谱
早餐	红豆粥1碗，鸡蛋1个
加餐	苹果1个
午餐	米饭1份，海带排骨汤1份，炒藕片1份
加餐	银耳花生汤1碗
晚餐	牛腩面1碗，清炒油菜1份
加餐	牛奶1杯

鸡蛋瘦肉粥

材料 大米100克，瘦肉50克，鸡蛋1个。

调料 葱花、盐、香油各适量。

做法

❶ 大米淘洗干净，煮成稀粥。鸡蛋打散。瘦肉剁碎。

❷ 大米煮好后，放入瘦肉再煮10分钟，然后把鸡蛋倒入其中。

❸ 煮开后，再放入葱花、盐，淋入香油即可。

海带排骨汤

材料 猪排骨200克，湿海带150克。

调料 葱段、姜片、盐、黄酒各适量。

做法

❶ 海带洗净切段。排骨洗净，放在开水中焯去血水，捞出。

❷ 锅内放清水，将排骨、黄酒、葱段、姜片放入锅中，烧沸后，马上放入海带。

❸ 再煮20分钟后，放入适量的盐即可。

产后第7天饮食准则

社区医生来家访时，可向她咨询问题。

自然分娩的新妈妈这时候差不多进入了恢复阶段，逐渐消肿，妊娠纹变浅，恶露的分泌量也减少，但还没有完全恢复，最好保持情绪稳定，保证足够的睡眠。新妈妈有时需要在半夜喂奶，所以白天最好能和宝宝同步休息。

◗ 进餐有顺序，减轻胃部负担

新妈妈在进餐时可先吃蔬菜类食物，增加饱腹感，然后再喝汤，接着吃主食及富含蛋白质的食物，最后吃水果，这样既能保证营养需要，又能减少进食量，有利于控制体重。

进餐先后顺序

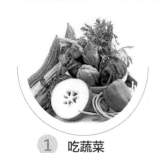

1 吃蔬菜

提供膳食纤维、维生素、矿物质。

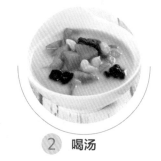

2 喝汤

先吃下的蔬菜遇到汤水能增加饱腹感。

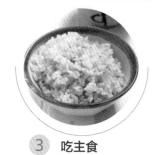

3 吃主食

主食富含碳水化合物，此时进食不会摄入过多。若能把主食换成五谷饭等，对体重控制更有帮助。

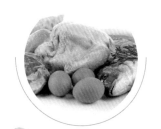

4 吃肉、鱼、蛋等

补充每日所需的蛋白质。

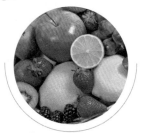

5 吃水果

提供矿物质、维生素。多选择甜度低的水果如苹果等，有利于减肥。

产后第7天推荐食谱

❸ 顺产妈妈推荐食谱

餐次	推荐食谱
早餐	豆沙包2个，牛奶250毫升
加餐	开心果10颗
午餐	米饭1份，香干油菜1份，莲子猪肚汤1份
加餐	饼干3块
晚餐	花卷1份，黄瓜炒虾仁1份，木须肉1份，炒萝卜丝1份，肉末碎菜粥1碗
加餐	牛奶1杯

❸ 剖宫产妈妈推荐食谱

餐次	推荐食谱
早餐	阳春面1碗，鸡蛋1个
加餐	香蕉1根，牛奶250毫升
午餐	米饭1份，鸡蛋炒菠菜1份，熘肉片黄瓜1份
加餐	苹果百合银耳汤1碗
晚餐	腐竹粟米猪肝粥1碗，香菇肉片1份
加餐	牛奶1杯

莲子猪肚汤

材料　猪肚150克，莲子25克。
调料　淀粉、姜丝、盐、料酒各适量。
做法
❶ 莲子去心洗净，清水泡30分钟。猪肚用淀粉反复揉搓，用水冲洗干净。
❷ 把猪肚放在沸水中煮一会儿，将里面的白膜去掉，切成段。
❸ 把猪肚、莲子、姜丝、料酒一同放入锅中，加清水煮沸，放盐，再用小火炖2小时即可。

腐竹粟米猪肝粥

材料　鲜腐竹50克，粟米粒50克，猪肝100克，粳米50克。
调料　盐适量。
做法
❶ 鲜腐竹洗净，切成段备用。猪肝洗净，在热水中焯一下后洗净，切成薄片，用少许盐腌制调味。粳米洗净，浸泡30分钟。
❷ 将鲜腐竹、粳米、粟米粒放入锅中，大火烧沸，再用小火炖1小时。
❸ 将猪肝放入锅中，转大火再煮10分钟，出锅前放少许盐即可。

产后一周内饮食禁忌

1 不宜吃生冷的食物。新妈妈产后体质较弱，抵抗力差，容易引起胃炎等消化道疾病，产后第一周尽量不要食用寒性水果，如西瓜、梨等。

2 不宜快速进补，以免得不偿失。新妈妈大多乳腺导管还未完全通畅，产后最初的两三天不要太急着喝催奶汤，涨奶期可能会很痛，也容易得乳腺炎等疾病；不宜吃大鱼大肉猛补，否则会加重肠胃负担，不利于恶露和体内毒素的排出，更不要急着服用人参一类的滋补品。老母鸡中含有较多的雌激素，新妈妈吃了之后有可能影响乳汁分泌，这个时候喝公鸡汤比较合适。

3 不宜吃过硬的食物。过硬的食物对牙齿不好，也不利于消化吸收，所以新妈妈应选择吃一些松软可口的食物。

4 不宜吃油炸、辛辣的食物。新妈妈在产后不宜吃油条、辣椒、咖喱等油炸、辛辣的食物，这些食物容易造成新妈妈排便困难，不利于体内毒素排出，还会影响乳汁的质量，进而影响宝宝的健康。

5 如果新妈妈对海鲜食物过敏，那么在切口愈合之前最好不要吃虾和贝类食物。另外，处在哺乳期的新妈妈不宜吃螃蟹一类的寒性水产品，以避免宝宝出现过敏及腹泻现象。

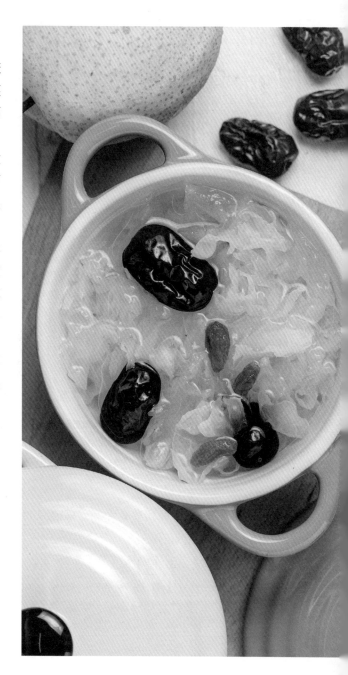

产后第2~6周的饮食调养方案

分阶段饮食调养每周划重点

❯ 第2周

新妈妈的切口基本愈合，胃口也明显好转，所以从第2周开始，可以尽量吃一些有补血功效的食物，比如猪心、红枣、猪蹄、红衣花生、枸杞子等，以调理气血，促进子宫收缩。

❯ 第3周

本周的主要任务是修复怀孕期间承受巨大压力的各个组织器官。可以吃些补养品并进行催奶，如鲫鱼汤、猪蹄汤和排骨汤等。从第3周开始至哺乳期结束，新妈妈的食谱应以品种丰富、营养全面均衡为原则。

❯ 第4周

新妈妈的各个器官逐渐恢复到孕前状态，需要摄入更多的营养来增强体质、补元气，调整人体内环境，要抓住这个关键时期吃好喝好，使身体尽量恢复到健康状态。

❯ 第5周

新妈妈的身体已经渐渐恢复，这个时期的饮食以增强体质、补元气为原则，可以吃些牛肉、鸡肉、水产品、鸡蛋、胡萝卜、南瓜、蘑菇、海带等来增强体质。

❯ 第6周

新妈妈可以将重点放在健体修身、美容养颜上，进一步调养身体，净化机体、增强免疫力。另外，多吃新鲜蔬菜水果，养成每天喝牛奶的习惯，有助于调养出健康和美丽。

饮食营养原则

1 在产褥期，新妈妈需要摄入更多的优质蛋白质，可以多吃鸡、鱼、瘦肉、动物肝脏、动物血等。

2 坚持少食多餐，每天以吃5~6餐为宜。

3 粗粮、细粮应搭配食用，不要只吃精米、精面。适当吃一些小米、玉米面、糙米、标准粉，它们的维生素B族含量比精米、精面高出几倍。

4 每餐食物都应注意干稀搭配，干的要保证营养供给，稀的可以提供足够的水分，还要注意荤素搭配，均衡摄入营养素，避免偏食引起营养不良。

5 产褥期的饮食应清淡，在调味料的选择上，葱、姜、大蒜、花椒、料酒的用量应该少于普通人群的用量，盐也以少放为宜。

6 新妈妈的饮食需要根据个人体质、年龄、季节的差异来进行选择，各种营养膳食应交替服用，避免长期单一地食用一种食物。

7 可以多喝各种汤饮，比如红糖水、鲜鱼汤、猪蹄汤、瘦肉汤、排骨汤等，汤和肉一起吃营养更加丰富。但需注意的是，肉汤不宜太浓，否则高脂肪含量的乳汁会引起宝宝腹泻。

8 多喝水，适当锻炼，多休息，预防产褥感染和产后痔疮。

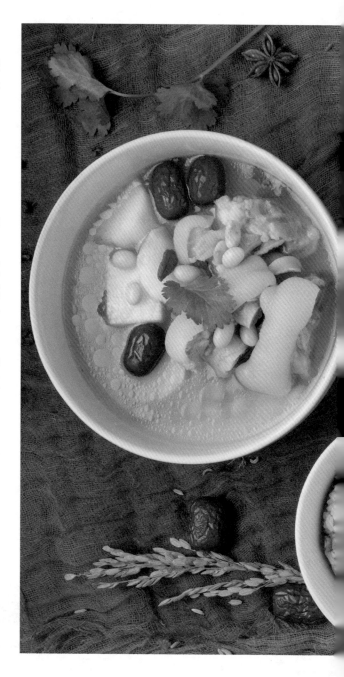

最佳产后食物推荐表

食物	功效	食物	功效
玉米	富含维生素E及多种人体所需的氨基酸，可以帮助新妈妈增强体力，预防产后贫血，增加奶水中的营养	南瓜	滋阴润肺，润肠通便，有助于减轻新妈妈脸部的黄褐斑，并帮助新妈妈预防产后便秘，还能提高肝脏的排毒功能，增强机体免疫力
小米	富含维生素B_1和维生素B_2，能够帮助新妈妈恢复体力，还能刺激肠蠕动，增进食欲	红薯	富含膳食纤维，常吃可以预防便秘
赤小豆	能健脾利湿，散血解毒，可以帮助新妈妈消除水肿	猪肝	含有丰富的铁、磷、蛋白质、卵磷脂、维生素A等营养素，是理想的补血佳品
芝麻	滋阴养血，润肠通便，还能补钙	乌鸡	补虚补血，滋阴清热，补肝益肾，健脾止泻，对脾胃不佳的新妈妈来说非常适合食用
花生	养血止血，有滋养作用，能帮助新妈妈预防贫血	蛋黄	氨基酸含量高，而且还含有卵磷脂及多种维生素和矿物质，能为新妈妈身体恢复提供营养。但蛋黄不太好消化，所以不宜食用过多，每日不宜超过2个
核桃	富含维生素E及亚油酸，能补脑益智，还有润肤、乌发的功效	牛奶	既能提供优质蛋白又能补充水分，还是补钙的最佳食品，与母乳成分相近，为产后必选食物

生滚鱼片粥

材料 黑鱼片80克，大米50克。

调料 葱末、姜末各少许，淀粉、盐各适量。

做法

① 大米洗净，浸泡30分钟。黑鱼片洗净，加姜末、淀粉拌匀，腌制15分钟。

② 锅内倒入适量清水烧开，放大米煮成粥，倒入黑鱼片煮3分钟，加葱末、盐调味即可。

豆腐烧牛肉末

材料 豆腐200克，牛肉100克。

调料 葱花、姜片、蒜末各少许，蚝油、生抽、盐各适量。

做法

① 牛肉洗净，切末。豆腐洗净，切片。

② 起锅热油，放入葱花、姜片、蒜末、蚝油、生抽炒出香味，放入牛肉末翻炒变色，加入适量水，大火将水煮开后放入豆腐片，改中火煮5分钟，放入盐，大火收汁即可。

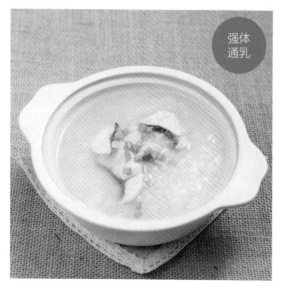

强体
通乳

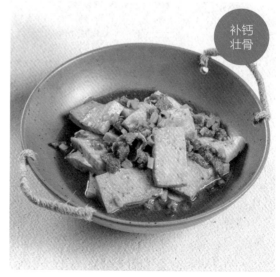

补钙
壮骨

牛奶肉末白菜汤

材料　小白菜400克，猪瘦肉200克，牛奶200克。

调料　盐2克，酱油5克，淀粉15克，蒜蓉20克。

做法

① 猪瘦肉洗净，切末，加入酱油、淀粉，拌匀腌渍5分钟。小白菜择洗净，切段。

② 锅置火上加油烧热，放入蒜蓉爆香，倒入肉末炒散，直至肉色发白。

③ 倒入适量水，水烧开后倒入牛奶，调入盐，煮沸后放入小白菜，煮2分钟至菜叶变软即可。

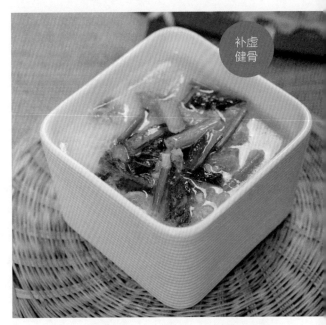

补虚
健骨

干贝竹笋瘦肉羹

材料　猪瘦肉200克，竹笋50克，干贝30克，鸡蛋1个，枸杞子10克。

调料　盐、葱花、高汤各适量。

做法

① 猪瘦肉洗净，切末。鸡蛋打散备用。竹笋去老皮，洗净，切丁。干贝、枸杞子分别洗净。

② 锅中倒油烧热，放入葱花、瘦肉末翻炒，倒入高汤，加入竹笋丁、干贝、枸杞子，大火煮沸后转小火，煮至干贝熟透，调入盐，淋入蛋液稍煮即可。

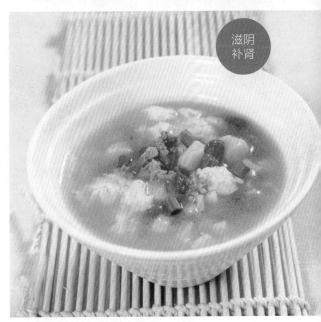

滋阴
补肾

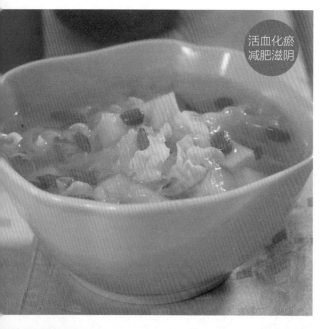

活血化瘀
减肥滋阴

枸杞菠萝银耳汤

材料 枸杞子10克，菠萝1/4个，银耳2朵。

调料 冰糖适量。

做法

❶ 枸杞子用清水洗净。菠萝去皮处理后洗净，先将菠萝对半剖成两块，再分别切成四大块，接着改刀，横着切成小块备用。

❷ 银耳先用温水泡软泡发，然后洗净择去根蒂，撕成小朵即可。

❸ 锅置火上，倒入1000毫升清水，放入银耳用大火烧开，再改小火焖煮40分钟后，放入菠萝、枸杞子煮5分钟，加入冰糖，待冰糖煮化后食用即可。

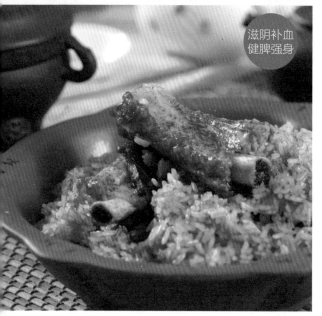

滋阴补血
健脾强身

糯米蒸排骨

材料 猪排骨500克，糯米150克。

调料 姜末、花椒粉、白糖、腐乳汁、盐各适量。

做法

❶ 糯米淘洗干净，用清水浸泡6小时，捞出，沥干水分。猪排骨洗净，剁成5厘米长的段，入沸水中焯透，捞出，沥干水分。

❷ 猪排骨、糯米加所有调料拌匀，码入碗中，放入烧沸的蒸锅中蒸1小时，取出，装盘即可。

芙蓉海鲜羹

材料 虾仁100克，水发海参、蟹棒各80克，青豆50克，鸡蛋1个（取鸡蛋清），牛奶适量。

调料 盐、料酒、姜末、水淀粉、胡椒粉各适量。

做法

① 虾仁洗净，去除虾线。蟹棒切成小丁。海参、青豆均洗净，海参切条，青豆煮熟。鸡蛋清搅匀。

② 锅中倒入适量清水，加入虾仁、蟹棒丁、海参条、青豆与牛奶，煮至沸腾，加盐、料酒、姜末、胡椒粉调味，用水淀粉勾芡，淋入鸡蛋清，搅匀即可。

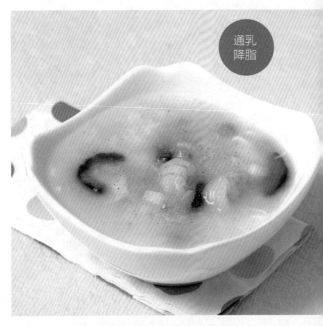

通乳
降脂

桂圆红枣粥

材料 桂圆肉20克，红枣2枚，糯米100克。
调料 红糖适量。

做法

① 糯米淘洗干净，用冷水浸泡1小时，沥干水分。桂圆肉去杂质，洗净。红枣洗净去核。

② 锅置火上，加入适量冷水和桂圆肉、红枣，用中火煮沸，加入糯米，用大火煮沸，再用小火慢煮成粥，加入适量红糖即可。

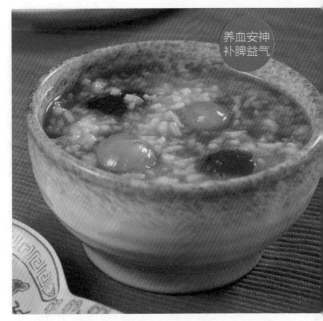

养血安神
补脾益气

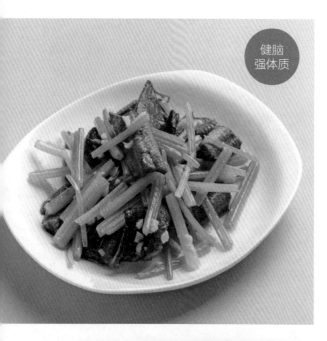

健脑
强体质

芹菜炒鳝丝

材料 鳝鱼150克，芹菜200克。

调料 葱末、姜末、蒜末各适量，料酒、酱油各5克，香油、盐各2克。

做法

❶ 芹菜洗净，切段。鳝鱼洗净，切段，焯水，捞出备用。

❷ 锅内倒油烧热，倒入姜末、蒜末、葱末、料酒炒香，倒入鳝鱼段、酱油翻炒至七成熟，倒入芹菜段继续翻炒几分钟，加盐调味即可。

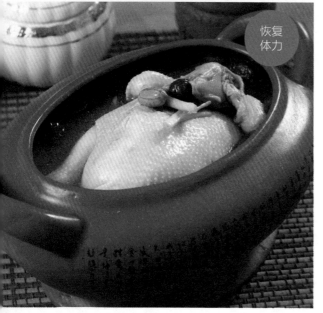

恢复
体力

十全大补鸡汤

材料 柴鸡1只，人参3克，茯苓12克，白术12克，炙甘草6克，当归9克，川芎6克，熟地黄12克，白芍12克，黄芪12克，肉桂2克。

调料 姜片、葱段、料酒、盐各适量。

做法

❶ 将柴鸡洗净切块，沸水焯去腥味。将10味中药装入洁净的纱布袋中，扎紧袋口备用。

❷ 将鸡肉、药袋放入炖锅，加适量水，先用大火烧开，撇去浮沫，加入葱段、姜片、料酒，改用小火煨炖至熟烂。

❸ 将药袋捞出，加盐调味即可。

哺乳期妈妈的营养方案

饮食调养准则

1 新妈妈应合理饮食，加强营养，多吃富含蛋白质、脂肪、糖类的食物，比如瘦肉、鸡蛋和新鲜水果、蔬菜等，还要多吃富含钙的食物。

2 若要给宝宝提供充足的高质量乳汁，可以适当喝一些催乳汤，如鸡汤、鲫鱼汤、猪蹄汤、牛肉汤、排骨汤等。

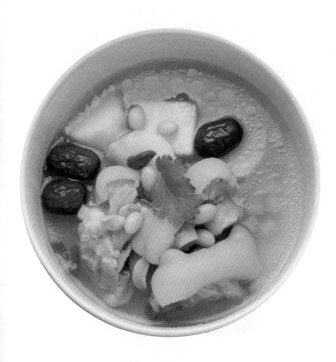

能催乳的食物

鱼类： 鱼类营养丰富，通脉催乳。其中，鲫鱼和鲤鱼的通乳效果最佳，可以清蒸、红烧或炖汤。

莲藕： 莲藕含有黏液蛋白和膳食纤维，能促进脂类排出，还有一定健脾止泻的作用，能增进食欲，促进消化，润燥养阴，行血化瘀，清热生乳。新妈妈多吃莲藕，能尽早清除腹内积存的瘀血，也能促进乳汁分泌。

猪蹄： 猪蹄富含大分子胶原蛋白，能增强皮肤弹性和韧性，而且猪蹄能补血通乳。

海带： 海带能够增加乳汁中碘和铁的含量，有利于新生宝宝的生长发育。

莴笋： 莴笋富含钙、磷、铁等多种矿物质，能坚固牙齿，强健骨骼，还有清热、利尿、活血、通乳的作用，尤其适合产后尿少及无乳的新妈妈食用。

红色肉类及贝类： 蛋白质含量丰富，为新妈妈分泌乳汁提供营养基础。

奶类及其制品： 含有丰富的钙，对新妈妈和宝宝都有好处，还能预防婴儿佝偻病。

怎么喝催乳汤

▶ 喝催乳汤的时机

宝宝出生后7天内，新妈妈乳腺分泌的乳汁称为初乳，特点为黏稠、略带黄色。宝宝吃初乳可以产生免疫球蛋白，这种物质能够保护宝宝免受细菌侵害。大约在产后8天，乳腺开始分泌真正的乳汁。

一般来说，产后第3天开始喝鲤鱼汤、猪蹄汤等催乳汤比较适宜，如果乳汁分泌过早，宝宝吃不了，容易造成浪费，还会使新妈妈乳腺导管堵塞而出现乳房胀痛。若喝催乳汤过晚，则容易出现乳汁分泌过慢过少。

▶ 注意新妈妈的身体状况

如果初乳分泌量较多，产妇身体健壮，可以适当推迟喝催乳汤的时间，喝的量也可以相应减少。如果新妈妈的初乳分泌不足，身体也比较差，可以早些服用催乳汤，喝的量也酌情增加，但也要适可而止，以免增加肠胃负担，出现消化不良。

催乳药食推荐

海带豆腐汤

材料 南豆腐300克，干海带50克。
调料 盐、葱花、姜末各适量。
做法
1. 海带用温水泡发，洗净，切丝。
2. 豆腐洗净，切块，放入锅内加水煮沸，捞出晾凉，改刀切小方丁备用。
3. 锅置火上，倒入植物油烧热，放入姜末、葱末煸香，放入豆腐丁、海带丝，加适量清水，大火烧沸后转小火炖15分钟，加入盐略煮即可出锅。

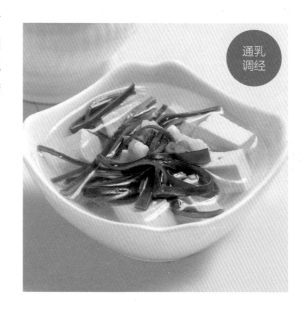

通乳
调经

猪蹄汤

材料 猪蹄1500克，白菜、海米各适量。

调料 盐、料酒、姜片、葱花、花椒各适量。

做法

❶ 将猪蹄用温水洗净，放入锅内，加水烧开，撇去浮沫，放入葱花、姜片、花椒、料酒，用大火连续煮2～3小时。

❷ 将泡好的海米放入汤锅内，把白菜切成小块，也放入锅内，用大火煮熟，加盐，搅匀即可。

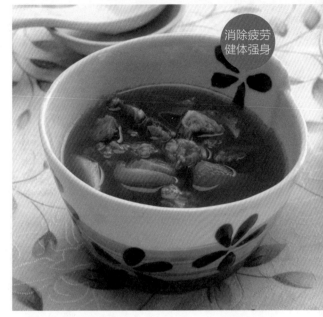

消除疲劳
健体强身

山药黄芪牛肉汤

材料 牛肉200克，山药100克，芡实50克，黄芪、桂圆肉、枸杞子各10克。

调料 葱段、姜片、盐、料酒各3克。

做法

❶ 牛肉洗净，切成块，焯去血水，捞出沥干。山药洗净，去皮，切成块。黄芪洗净，切片。芡实、桂圆肉、枸杞子分别洗净。

❷ 汤锅中倒入适量清水，放入所有食材及葱段、姜片，淋入料酒，大火煮沸后转小火慢煲2小时，加盐调味即可。

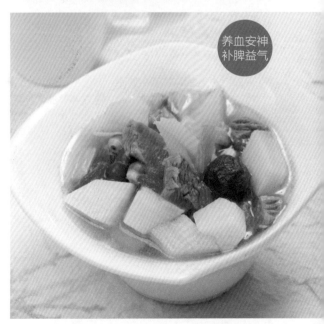

养血安神
补脾益气

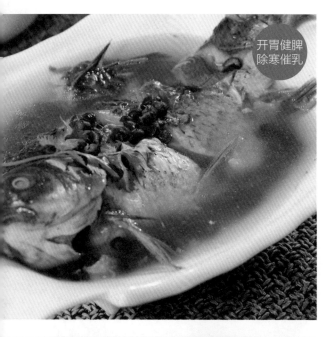

开胃健脾
除寒催乳

赤小豆鲤鱼汤

材料 鲤鱼1条（约500克），赤小豆50克，
　　　陈皮10克，草果1个。

调料 姜片、盐各适量。

做法

❶ 先将鲤鱼宰杀，去鳞、鳃及内脏，洗净。赤
　小豆洗净，浸泡30分钟。

❷ 将鲤鱼放入锅中，加入适量水，烧开后，加
　入赤小豆及陈皮、草果、姜片，继续熬煮至
　豆熟时，加入盐调味即可。

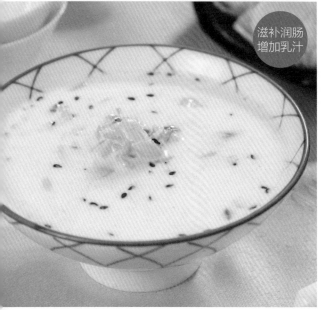

滋补润肠
增加乳汁

黑芝麻燕麦粥

材料 黑芝麻粉100克，燕麦片50克，枸杞子
　　　10克。

调料 白糖适量。

做法

❶ 黑芝麻粉放入碗中，加入适量的水调匀成芝
　麻糊。

❷ 芝麻糊中加入燕麦片，冲入适量的热水，最
　后加入枸杞子、白糖调匀即可。

产后常见不适的调养方案

产后腹痛

❱ 产后腹痛的症状

　　分娩后下腹疼痛，称为产后腹痛，也称为"宫缩痛"，多为阵发性疼痛，与细菌感染等原因导致的腹痛是不同的。产后腹痛主要是子宫收缩，子宫正常下降到骨盆内引起的，也有瘀血阻滞于子宫引起疼痛的情况。

❱ 产后腹痛的影响

　　产后腹痛是正常现象，一般发生于产后1～2天，产后3～4天自然消失。如果疼痛时间超过一周，且为连续性腹痛，或伴有恶露量多、色暗红、血块多、有秽臭气味，多提示盆腔有炎症，应请医生检查治疗。

　　有的产妇出现腹部剧烈疼痛，而且伴有明显压痛，按之有硬块，恶露不尽，量少，呈紫色，有块状物，或恶露不下，或疼痛伴有冷感，热敷后痛感减轻，同时伴有头晕耳鸣、大便干燥、面色青白等现象，也需要警惕。

专家指导

- 如果腹痛较重并伴见高热（39℃以上），恶露秽臭色暗，不宜自疗，应速到医院诊治。
- 饮食宜清淡，少吃生冷食物。山芋、黄豆、蚕豆、豌豆、零食、牛奶、白糖等容易引起胀气的食物，也以少食为宜。
- 保持大便畅通，便质以偏烂为宜。
- 产妇不要卧床不动，应及早起床活动，并根据体力渐渐增加活动量。
- 禁止行房事。

❱ 产后腹痛的缓解办法

1 热敷缓解。产后腹痛时，可以将盐炒热，敷熨腹部；或取生姜60克，水煎，将毛巾浸入生姜水后热敷小腹。

2 按摩缓解。产妇也可自己按摩小腹：先搓热手掌，以关元穴为圆心，用手掌在小腹部做环形推摩，顺时针方向50圈，逆时针方向50圈，每日1～2次。可起到活血、行气、散寒的功效，有助于缓解疼痛。

◐ 饮食重点

① **可适当食用养血食物**

产妇分娩后，宜食用羊肉、鸡肉、山楂、红糖、红豆等食物，能起到养血理气的作用。

② **以清淡饮食为主**

产妇刚分娩完，身体较为虚弱，应食用清淡、易消化的食物。

③ **产后腹痛远离刺激性食物**

产妇身体虚弱，再加上产后腹痛，更不应该吃生冷的食物或喝冷饮，如冰啤酒等；不要吃容易引起胀气的食物，如黄豆、蚕豆、甜品等。

◐ 能缓解产后腹痛的食物

蔬菜类

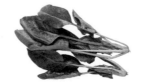

菠菜

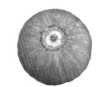

南瓜

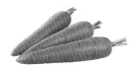

胡萝卜

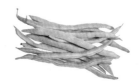

扁豆

水果类

苹果

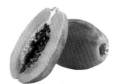

木瓜

其他

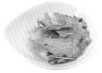

当归

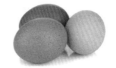

鸡蛋

红枣桂圆粥

材料 桂圆肉20克，红枣5枚，糯米60克。

调料 红糖5克。

做法

① 糯米洗净，用清水浸泡2小时。桂圆肉和红枣洗净。

② 锅置火上，加入适量清水煮沸，加入糯米、红枣、桂圆肉，用大火煮沸，再用小火慢煮成粥，加入红糖即可。

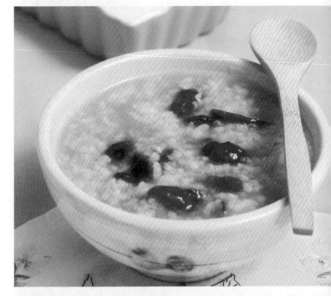

田七炖鸡

材料 母鸡肉300克，田七粉15克。

调料 料酒、盐、生姜片各适量。

做法

① 将母鸡肉洗净，斩成小块，待用。

② 锅内加水1000毫升，放入鸡肉块，烧开后放生姜片、料酒，小火炖至鸡肉熟烂，再加入田七粉、盐，稍煮片刻即可。

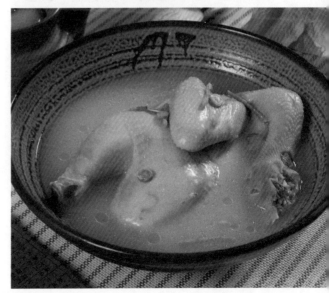

产后出血

产后出血的症状

分娩后24小时内阴道出血量超过500毫升的称为产后出血，常见原因有胎盘胎膜残留、胎盘附着面复旧不全、宫缩乏力、软产道损伤及凝血功能障碍。

胎盘娩出至产后2小时内发生的出血称为早期产后出血；产后2~24小时发生的出血称为中期产后出血；分娩24小时以后到15天内仍有大量出血，出血量超过400毫升的称为晚期产后出血。

胎盘胎膜残留、子宫复旧不全的出血多发生在产后2周内；子宫或阴道损伤的出血多发生在产后2~3周，并同时伴有发热、下腹部疼痛、产道血肿等表现。出血量多的人会有头晕、血压下降、面色苍白、脉搏细微等失血表现。

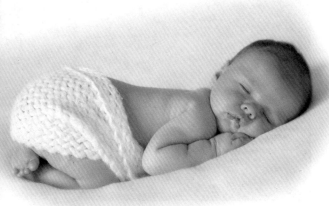

产后出血的原因

1 精神过于紧张。有些产妇在分娩时精神过于紧张，导致子宫收缩力不好，这是造成产后出血的常见原因。

2 胎盘滞留。这也是造成大出血的原因之一，包括胎盘剥离不全、胎盘粘连等，都可造成大出血。

3 凝血功能障碍。产妇若患有血液病、重症肝炎等疾病必须高度注意，分娩时应选择有条件的医院，以免发生意外。

产后出血的影响

产妇如果发生严重产后出血，会迅速出现休克，病情较重且持续时间较长的产妇有可能发生严重的继发性垂体前叶功能减退后遗症，所以应该特别重视，做好防护工作。

产后2小时内阴道出血一般比较多，2小时后出血量会逐渐减少。如果产后24小时内出血量较多的话，需要及时向医护人员反映。

如果出血发生在产后10天左右，要考虑是不是胎盘残留；如果大出血发生在产后1个月，就要考虑做绒毛膜癌的检查。

剖宫产的新妈妈如果在产后2~3周发生出血，要考虑子宫壁切口裂开的可能。

产后出血的缓解办法

1 让宝宝吸吮新妈妈的乳头，会促进子宫收缩，缓解因子宫收缩乏力而导致的出血。

2 贫血严重的新妈妈应及时咨询医生，医生往往会开些补血的铁剂，同时搭配服用维生素C将更加有利于吸收。

饮食重点

缺铁性贫血

需补充含铁量丰富的食物，如动物肝脏、瘦肉、动物血、蛋黄、黄鱼干、虾仁、菠菜、豆腐干等。以上食物中以动物血、动物肝脏为最佳。

叶酸和维生素B$_{12}$缺乏性贫血

应补充动物肝肾、瘦肉、绿叶蔬菜等。

蛋白质供应不足引起的贫血

应补充瘦肉、禽肉、豆制品。

产后出血者适合食用的食物

胎盘滞留或有瘀血者

红糖　　　　香菇　　　　兔肉

产道损伤或有血热表现

泥鳅　　　　黑豆　　　　荠菜

番茄

产后出血伴有子宫收缩不良

百合　　　　鲤鱼　　　　鸡蛋

各类型出血者

大豆油　　　小米　　　动物内脏

虾皮　　　　芝麻

缓解产后出血推荐食谱

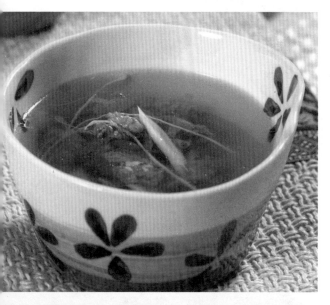

鸡块人参汤

材料 鸡块500克，人参3克。

调料 葱段、姜块、盐、料酒各适量。

做法

❶ 鸡块洗净，入沸水中焯透，捞出。人参洗净。

❷ 砂锅内倒入适量温水后置火上，放入鸡块、人参、葱段、姜块、料酒，大火烧开后转小火炖至肉烂，用盐调味即可。

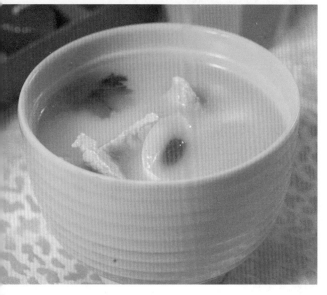

莲子百合猪肉汤

材料 瘦猪肉250克，莲子、百合各50克。

调料 姜片、葱段、料酒、盐各适量。

做法

❶ 瘦猪肉洗净，切片。莲子、百合泡发，洗净。

❷ 将瘦猪肉片、莲子、百合一起放入砂锅，大火烧沸后，加葱段、姜片、盐、料酒，改小火炖1小时，加盐调味即可。

产后痛风

⊙ 产后痛风的症状

产后痛风的表现是多种多样的，患者会出现肌肉关节的窜痛、肩痛、腰背痛，或者是一侧肢体或数个关节沉重酸胀麻木，可有轻度的疼痛。有的患者对寒冷的敏感程度非常高，有的患者严重怕风，自觉外风刺骨，甚至不能忍受常人感觉不到的微弱的风，可伴有恶寒怕冷、自汗、乏力、气短、心悸、纳少、头晕、耳鸣、容易感冒等表现，有的患者合并焦虑情绪引起心理障碍，使得病情加重，影响生活。

⊙ 导致产后痛风的原因

中医学认为，产后痛风是分娩时用力导致失血过多，气血不足，筋脉失养，肾气虚弱，或产后体虚，起居不慎，居住环境潮湿阴冷，感受风寒邪气，使气血运行不畅所致。

具体来说主要有以下几个原因：

1.产后大量出汗而没有做好保暖工作，感受风寒邪气。

2.产妇所住的房屋潮湿阴冷。

3.产妇吹到了对流风。

4.产妇劳累或经常碰凉水。

5.过早开始性生活。

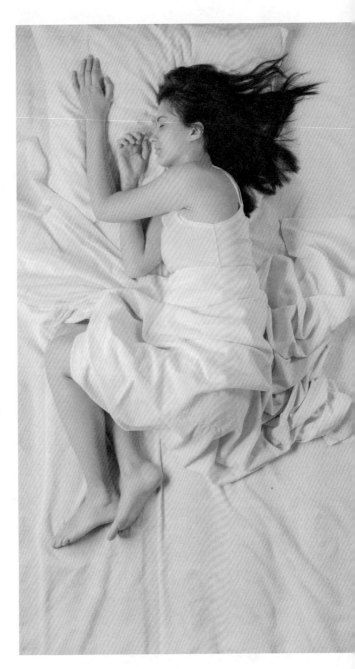

◑ 产后痛风的日常保健护理

1 补益气血，培补肾气。产后痛风很多是由子宫虚损引起的，子宫通肾气，所以要培补肾气，肾气壮了，气血足了，患者怕风、怕冷的症状就能明显缓解。

2 三分治，七分养。治疗产后痛风，如果调养不当，只靠吃药，效果会大打折扣。睡眠不足、生闷气等都会影响气血运行。

3 重在慢治，不在急治。产后痛风通常在3个月内会有所好转，但真正恢复正常则要半年或一年的时间，这与整体身体素质的提高有关，不是单一疾病的治疗问题。

◑ 饮食重点

吃些温热性食物对于女性产后痛风的恢复有帮助。温热性食物可以帮助祛除体内的寒气，有助于身体健康，如樱桃、桂圆、红枣、猪肝、鸡肉、羊肉等。

还可吃有益气补血、散风除湿之功的食物。

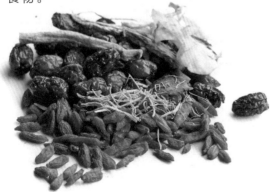

◑ 能缓解产后痛风症状的食物

血虚型

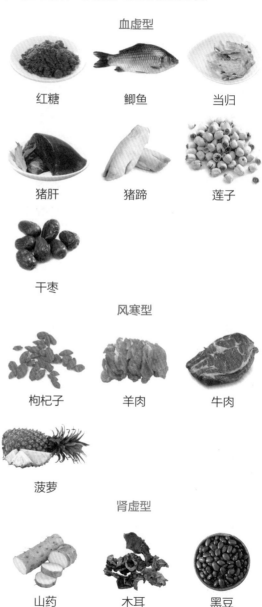

红糖　　　　鲫鱼　　　　当归

猪肝　　　　猪蹄　　　　莲子

干枣

风寒型

枸杞子　　　羊肉　　　　牛肉

菠萝

肾虚型

山药　　　　木耳　　　　黑豆

缓解产后痛风推荐食谱

山药羊肉汤

材料 山药200克，羊肉150克。

调料 葱末、姜末、蒜末、水淀粉、盐、植物油、清汤各适量。

做法

❶ 将山药洗净，去皮，切片。羊肉洗净，切块，用植物油煸炒至变色，捞出待用。

❷ 锅置火上，倒植物油烧热至八成热，放入葱末、姜末、蒜末爆出香味，放入山药翻炒，倒入适量清汤，放入羊肉块，加入盐调味，用水淀粉勾芡即可。

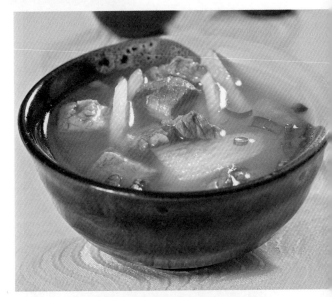

回锅鲫鱼

材料 鲫鱼2条，青蒜100克，鸡蛋1个（取蛋清），青椒、红椒各50克。

调料 盐、料酒、淀粉、豆瓣酱、甜面酱、白糖、酱油、植物油各适量。

做法

❶ 青蒜洗净，切段。青椒、红椒洗净，切块。鲫鱼去鳞、鳃、内脏，洗净，剁块。蛋清、淀粉、水搅拌成糊待用。

❷ 炒锅上火，倒油烧至五成热，将鱼块蘸鸡蛋糊放入锅内炸至金黄捞出沥油。

❸ 锅留底油，倒入豆瓣酱爆香，然后将鱼块青蒜段、青椒块、红椒块倒入翻炒至熟，调入盐、甜面酱、白糖、酱油、料酒即可。

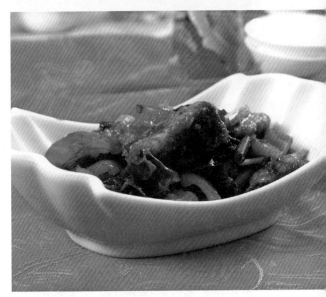

产后恶露不尽

产后恶露不尽的症状

恶露是指分娩后由阴道排出的分泌物，它含有胎盘剥离后的血液、黏液、坏死的蜕膜组织和细胞等物质。早晨排出的恶露量一般比晚上多，剖宫产的产妇比阴道分娩的产妇排出的恶露少些。

正常情况下，产后1～3天出现血性恶露，色鲜红，量比较多，有血腥味。产后4～10天颜色转淡，量逐渐减少。第10天后，颜色慢慢转为淡黄色或白色，量更少。产后4～6周，恶露基本排净，但有时少量的褐色恶露会持续到产后第1次月经来潮。产后恶露不尽是指产后1个月仍有恶露，且颜色和气味有异常，如呈脓性并有臭味等。

恶露不尽的原因

1 子宫收缩不良，子宫内膜有炎症等。

2 胎盘、胎膜等组织残留在子宫腔内排不出来。

3 由一些药物引起，如血管扩张剂等。

4 不当食补，如过早服用过量的生化汤、过早食用麻油鸡等。

5 产后妈妈没有休息好，引起内分泌失调，使子宫内膜增殖又剥落，造成阴道出血断断续续。

6 如果发生产褥感染，也会导致子宫内膜炎或子宫肌炎，导致恶露不尽。

产后恶露不尽对母子的影响

如果恶露量多或慢慢减少后又突然增多，血性恶露持续2周以上，且为脓性，有臭味，那么可能出现了细菌感染，应及时到医院就诊。如果伴有大量出血，子宫大而软，则提示子宫可能恢复不良。

如果血性恶露颜色灰暗且不新鲜，并伴有子宫压痛，这说明出现了子宫感染，应及时请医生检查，用抗感染药物控制感染。

需要注意的是，恶露量也会因为用力或喂哺宝宝而增加，服用过量的生化汤也会造成出血。万一出现恶露量太多（半小时浸湿2片卫生护垫）、血块太大或血流不止等状况，就必须马上就诊，以免发生危险。

改善恶露不尽的饮食原则

1 应选择有活血化瘀功效的食物，如油菜、山楂、莲藕等。

2 血热、血瘀、肝郁化热的新妈妈，可以喝一些清热化瘀的蔬果汁，比如藕汁、梨汁、橘汁、西瓜汁等，但要注意温热饮用。

3 产后服用生化汤可活血散寒、祛瘀止血，帮助排出恶露，但要注意服用时间，通常产后第3天开始服用，服用7～10天即可。

◑ 饮食重点

① 宜食促进子宫收缩的食物

饮食应以选择能促进子宫收缩的菜品为宜。此外，新妈妈还担负着哺乳的重任，催乳的食物也是必不可少的。

② 宜食有养血化瘀功效的食物

只有促使瘀血排出、补足新血，子宫内膜才能够尽快恢复。

③ 忌食生冷坚硬之物

生冷之物易导致瘀血滞留，可引起产后腹痛及恶露不绝。寒凉性食物，如梨、柿子、西瓜、茄子、黄瓜等，不宜凉着食用。

◑ 产后恶露不尽者适合食用的食物

蔬菜类

白菜

菜花

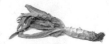
莴笋

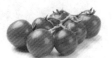
番茄

水果类

苹果

葡萄

柚子

山楂

桂圆

其他

小米

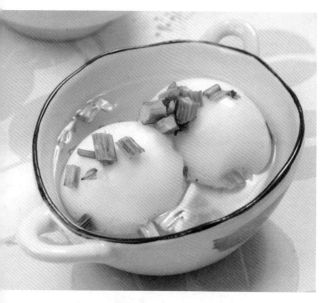

益母草煮鸡蛋

材料 益母草30~60克，鸡蛋2个。

做法

1. 将益母草择去杂质，清水洗净，用刀切成段，沥干水，备用。把鸡蛋放入水中，逐一清洗干净。
2. 将益母草、鸡蛋下入锅内，加水同煮，20分钟后鸡蛋熟，把外壳去掉，再放入此汤中煮15~20分钟即可。

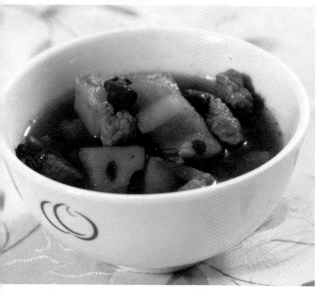

莲藕瘦肉汤

材料 莲藕200克，瘦猪肉200克，生姜一小块。

调料 盐适量。

做法

1. 将瘦猪肉洗净，切小块。莲藕洗净，去皮，切小段。生姜去皮，切片。
2. 锅内加适量水烧沸，用中火煮去瘦猪肉中的血水，捞出过凉，待用。
3. 将所有材料放入锅内，加入清水，大火烧开。转小火煲2个小时后，调入盐即可。

产后水肿

产后水肿的症状

新妈妈在产褥期内出现下肢甚至全身浮肿的现象，称为产后水肿。中医学认为，产生这种状况的原因多为脾胃虚弱或肾气虚弱，体内的水分滞留过多。脾胃虚弱造成的水肿常伴有食欲不振、头晕心悸、神疲肢倦、汗多等状况，或有便溏、胸脘痞闷、口淡黏腻、舌质淡、苔薄白或腻、脉细弱无力等表现。肾气虚弱造成的水肿常伴有腰酸腿软、头晕耳鸣、下肢逆冷、心悸气短、舌淡苔白润、脉沉细等表现。

产后水肿的影响

当出现下肢甚至全身浮肿，同时伴有心悸、气短、四肢无力、尿少等不适症状时，要及时去医院检查。

剖宫产术后如果出现了小腿水肿、疼痛，千万不要忽视，这种症状很可能是静脉血栓形成的先兆，这是一种严重的并发症。

缓解产后水肿的妙招

1 泡脚缓解水肿。中医学认为，产后水肿是某些脏腑的功能障碍造成的，一般会涉及肺、脾和肾三脏，可大致分为脾胃虚弱造成的水肿和肾气虚弱造成的水肿。人体的主要经络中，膀胱、胃、胆经的终止点，脾、肝、肾经的起始点都在脚上。新妈妈每天晚上泡泡脚，等于刺激了这6条主要的经络，有助于改善脏

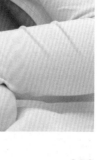

腑功能、促进血液循环，缓解产后水肿。注意泡脚后要及时擦干，注意保暖，避免受风。

2 按摩双腿，缓解水肿。新妈妈可以通过按摩双腿来减轻水肿。具体方法：用两只手捏住小腿肚的肌肉，一边捏一边从中间向上下按摩，不断改变按捏的位置，重复做5次。两手一上一下握住小腿，像拧抹布一样拧小腿肚肌肉，从脚踝开始往膝盖处拧，重复做5次。两手握住小腿，拇指按住小腿前面的胫骨，从上往下按摩，重复3次。

❺ 饮食重点

1 少吃高热量食物

少吃高热量食物有助于消除水肿，可以多吃脂肪含量较低的肉类或鱼类。

2 清淡饮食，不要吃过咸的食物

少吃或不吃难消化和易胀气的食物，如油炸的糯米糕、白薯、洋葱等。低盐饮食，每天的盐摄入控制在3～5克，小心隐形盐（调料、食品里的盐）。

3 睡前少喝水

虽然不必控制新妈妈的饮水量，但睡前尽量不要喝太多水。

❺ 能缓解产后水肿的食物

蔬菜类

西蓝花　　　　油菜　　　　　芹菜

肉类

牛肉　　　　　羊肉　　　　　鸡肉

水果类

草莓　　　　　柠檬　　　　　香蕉

其他

牛奶　　　　　大豆　　　　　薏米

红豆薏米粥

材料 红豆50克，薏米50克，大米50克。

调料 冰糖适量。

做法

① 将红豆、大米、薏米分别淘洗干净，红豆用水浸泡3小时，薏米和大米用水浸泡1小时。

② 锅置火上，放入红豆，加入1200毫升清水，大火煮开后改小火，煮至红豆裂开后，将薏米、大米放入锅中，大火煮开后改小火煮1小时，加入冰糖调味即可。

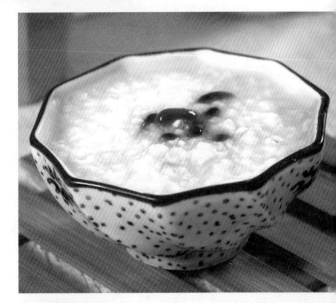

海米冬瓜

材料 冬瓜400克，海米20克。

调料 葱花、姜末各5克，盐2克，料酒10克。

做法

① 冬瓜去皮，洗净，切片。海米用温水泡软。

② 锅内倒油烧热，爆香葱花、姜末，加水、盐、海米、料酒翻炒，放冬瓜片烧入味即可。

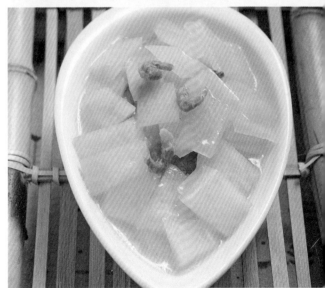